中級

從黃帝內經到精油SPA按摩的養生秘笈

經絡芳香理療

實務操作手冊

胡仲權 編著

天空數位圖書出版

序

　　拙作《初級經絡芳香理療實務操作手冊》甫出版即出人意料地受到歡迎，一刷上市立刻售罄而再版，相關研究單位與產業單位一再垂詢，頻頻聯繫並諮詢有關精油學理運用及經絡理療操作有關問題，除邀請敝人現場說明示範指導外，並期盼敝人能於閒暇之餘撥冗繼續編撰進階實務操作手冊，以協助有興趣的相關技術人員及產業，能夠進一步地深化經絡芳香理療技術。

　　本次出版的實務操作手冊，在教學上因應就學習之難易，屬於中層等級，目的在持續培育經絡芳香理療實務操作進階相關產業人才，相關的學理學識與相應技術集中於五行與三焦的經絡芳香理療操作技術，為持續有效地推動培訓相關種子教師與產業人才，並回應產業界的需求，依照往例將研究成果與實務技術的操作手法，以理論詮釋及操作程序圖示結合的方法公開印製發行，以供有心學習相關學

識與相應技術者參酌。

　　此次發行的為中級經絡芳香理療實務操作手冊，市面上已公開的相關理論與實務操作技術，多集中於五行舒壓與三焦排毒之說，事實上從傳統醫學的學理來說，五行攸關於臟象中經絡與臟腑的關係，三焦則是關涉全身氣機升降和氣化活動的功能，就生理的功能與經絡芳香理的技術面來看，相對於初級經絡芳香理療實務操作，確實複雜而深入困難得多，有賴學習者更加耐性與努力地克服各項技術關鍵，掌握各種實務操作手法，由於是首次嘗試的中層等級經絡芳香理療實務操作示範，難免會有疏漏不周之處，尚祈各界先進與產業相關專家不吝指教為荷。

目 錄

第一章
五行與三焦的學理

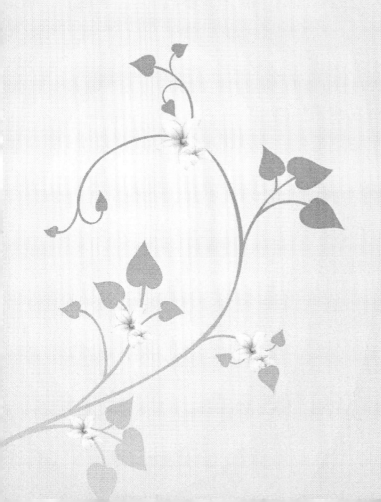

　　五行學說是中國古代的一種自然哲學，後被傳統醫學吸收成為醫理的基礎；三焦則本是傳統醫學的六腑之一，在十二經脈中有與三焦相關的手少陽三焦經，也有與其相關的病機與辯證學說，現就經絡芳香理療學的範疇，分節敘述其各自的學理如後。

第一節　五行的學理

　　五行指的是水、火、木、金、土五個元素，《尚書・洪範》說：「五行：一曰水，二曰火，三曰木，四曰金，五曰土。水曰潤下，火曰炎上，木曰曲直，金曰從革，土曰稼穡。潤下作鹹，炎上作苦，曲直作酸，從革作辛，稼穡作甘。」此說明了五行的名稱與特性，另外《國語・鄭語》也說：「以土與金、木、水、火雜，以成萬物。」則是說明五行是形成萬物的基本元素。

　　戰國晚期的陰陽家鄒衍提出了五行相勝（剋）相生的思想，且已把勝（剋）、生的次序固定下來，形成了事物之間

相互關聯的模式，大約同一時期的《黃帝內經》則把五行自然哲學的學說應用於醫學之中，這部典籍集結了古人生活中所積累的大量醫療臨床經驗，對形成後世中醫的理論體系，起了重要的推動作用。

傳統醫學認為，人的有機整體是以五臟為核心所構成的一個極為複雜的統合體，它以五臟為主，配合六腑，以經絡作為網絡，聯繫肉體骨骼等組織器官，形成五大系統，這是傳統醫學系統論的一個部分，《黃帝內經·素問·陰陽應象大論》說：「東方生風，風生木，木生酸，酸生肝，肝生筋，筋生心，肝主目。其在天為玄，在人為道，在地為化。化生五味，道生智，玄生神，神在天為風，在地為木，在體為筋，在藏為肝，在色為蒼，在音為角，在聲為呼，在變動為握，在竅為目，在味為酸，在志為怒。怒傷肝，悲勝怒；風傷筋，燥勝風；酸傷筋，辛勝酸。」據此，則是將五行中的木與臟腑中的肝結合起來，並說明其與肉體組織器官之間的關係。

其次，《黃帝內經‧素問‧陰陽應象大論》說：「南方生熱，熱生火，火生苦，苦生心，心生血，血生脾，心主舌。其在天為熱，在地為火，在體為脈，在藏為心，在色為赤，在音為徵，在聲為笑，在變動為憂，在竅為舌，在味為苦，在志為喜。喜傷心，恐勝喜；熱傷氣，寒勝熱，苦傷氣，鹹勝苦。」據此，則是將五行中的火與臟腑中的心結合起來，並說明其與肉體組織器官之間的關係。《黃帝內經‧素問‧陰陽應象大論》又說：「再中央生濕，濕生土，土生甘，甘生脾，脾生肉，肉生肺，脾主口。其在天為濕，在地為土，在體為肉，在藏為脾，在色為黃，在音為宮，在聲為歌，在變動為噦，在竅為口，在味為甘，在志為思。思傷脾，怒勝思；濕傷肉，風勝濕；甘傷肉，酸勝甘。」則是將五行中的土與臟腑中的脾結合起來，並說明其與肉體組織器官之間的關係。

再者，《黃帝內經‧素問‧陰陽應象大論》也說：「西方生燥，燥生金，金生辛，辛生肺，肺生皮毛，皮毛生腎，肺

主鼻。其在天為燥，在地為金，在體為皮毛，在藏為肺，在色為白，在音為商，在聲為哭，在變動為欬，在竅為鼻，在味為辛，在志為憂。憂傷肺，喜勝憂；熱傷皮毛，寒勝熱；辛傷皮毛，苦勝辛。」則是將五行中的金與臟腑中的肺結合起來，並説明其與肉體組織器官之間的關係。又説：「北方生寒，寒生水，水生鹹，鹹生腎，腎生骨髓，髓生肝，腎主耳。其在天為寒，在地為水，在體為骨，在藏為腎，在色為黑，在音為羽，在聲為呻，在變動為慄，在竅為耳，在味為鹹，在志為恐。」則是將五行中的水與臟腑中的腎結合起來，並説明其與肉體組織器官之間的關係。

根據以上《黃帝內經‧素問‧陰陽應象大論》的內涵可以看出五行自然哲學與傳統醫學藏象學的相互融合內涵，另外，五行之間又形成五行相勝（剋）相生的思想，隋‧蕭吉《五行大義‧論相生》曾説：「木生火者，木性溫暖，火伏其中，鑽灼而出，故木生火；火生土者，火熱故能焚木，木焚而成灰，灰即土也，故火生土；土生金者，金居石依山，

津潤而生，聚土成山，山必長石，故土生金；金生水者，少陰之氣，潤燥流津，銷金亦為水，所以山石而從潤，故金生水；水生木者，因水潤而能生，故水生木也。」這敘述了五行相生的原理，《難經・用鍼補瀉》中說：「南方火，火者，木之子也；北方水，水者，木之母也。水勝火，子能令母實，母能令子虛，故瀉火補水，欲令金不得平木也。經曰：不能治其虛，何問其餘。此之謂也。」據此，傳統醫學運用了此五行相生的原理來說明五臟之間的關係。

另一方面，《黃帝內經・素問・寶命全形論》中也說：「木得金而伐，火得水而滅，土得木而達，金得火而缺，水得土而絕，萬物盡然，不可勝竭。」則是說明了五行相勝中的金剋木；水剋火；木剋土；火剋金與土剋水的五行相勝（剋）思想，就經絡芳香理療的範疇而言，五行的學理主要運用在五臟與其對應的五腑的相關經絡理療的功效，也就是說針對五臟與其對應的五腑的健康需求，透過選取相關穴道，選擇具備一定功效的精油與配合的手技，以達到對五臟與其

對應的五腑健康復原的功效。

第二節　三焦的學理

　　三焦是指人身體組織內的上焦、中焦、下焦的合稱。《難經・榮衛三焦》中說：「三焦者，水穀之道路，氣之所終始也。上焦者，在心下，下膈，在胃上口，主內而不出。其治在膻中，玉堂下一寸六分，直兩乳間陷者是。中焦者，在胃中脘，不上不下，主腐熟水穀。其治有齊傍。下焦者，當膀胱上口，主分別清濁，主出而不內，以傳導也。其治在齊下一寸。故名曰三焦，其府在氣街。一本曰衝。」此處說明了三焦在身體組織內的部位。

　　根據三焦在身體組織內的部位，上焦包括了頭、胸、心與肺；中焦包括心肺以下與肚臍以上的腹部和脾、胃等器官；下焦則包括肚臍以下的部分，內有肝、腎等器官。清・何夢瑤〈心包絡三焦說〉說：「三焦，《經》謂上焦如霧，上焦，膈以上也，清陽之分，其氣如霧。中焦如漚，中焦，膈下臍

上也，水穀之區，停留如漚。下焦如瀆，下焦，臍以下也，便溺所出如決瀆。」此處以霧、漚、瀆三者形容三焦臟腑功能狀態。

另一方面，《黃帝內經・靈樞・本輸》說：「三焦者，中瀆之腑也，水道出焉，屬膀胱，是孤之腑也，是六腑之所與合者。」將三焦的功能定位為「腑」的性質，同樣地，華陀《中藏經》裏也說：「三焦者，人之三元之氣也，曰中清之腑。總領五臟、六腑、營、衛經、絡、內、外、左、右、上、下之氣也。三焦通，則內、外、左、右、上、下皆通也，其於周身貫體，和調內外，營左養右，導上宣下，莫大於此也。」此處把三焦的也功能指向為「腑」的性質，同時將三焦當成是人身的三元氣，並具有貫通身體元氣的功效。清・張錫純《醫學衷中參西錄》說：「三焦亦如膀胱之以膜為質，且與膀胱相連可知。而以膜為質與膀胱相連者，即網油也。」則進一步以膜說明了三焦之間的區隔特質。

至於十二經脈中與三焦相關的手少陽三焦經，在《黃帝

內經·靈樞·經脈》曾說：「三焦手少陽之脈，起於小指次指之端，上出兩指之間，循手錶腕，出臂外兩骨之間，上貫肘，循臑外，上肩，而交出足少陽之後，入缺盆，布膻中，散落心包，下膈，循屬三焦；其支者，從膻中上出缺盆，上項，系耳後直上，出耳上角，以屈下頰至頤；其支者，從耳後入耳中，出走耳前，過客主人前，交頰，至目銳眥。」經絡是五臟六腑之間的聯繫網絡，在五臟六腑之間建立聯繫並傳遞資訊，如上所述，手少陽三焦經巡行路線與膽經相交相連接，而三焦經與膽經均為少陽經，即與天地間的少陽之氣有關。

　　唐容川《傷寒論淺注補正》說：「少陽者，天地生陽之氣，從陰出陽，發生萬物。少陽於一歲為春，屬正二三月，於一日為寅卯辰時，皆陽氣初出，發生之際也。蓋天之陽氣，當冬令亥子醜月，潛於地下黃泉之水中，至建寅月陽氣從水中透出於地，草木秉此陽氣而萌芽發生，至卯月則陽氣正暢，草木條達，至三月則陽氣已旺，草木敷榮，於是由木令而交

火令矣。觀其出於冬而交于夏，為水生木、木生火之象，故少陽之初，水木之陽也；少陽之終，木火之陽也。蓋水生木，為少陽之根柢，木生火，為少陽之極功。」傳統醫學認為三焦屬少陽，從陰出陽，為由陰轉陽的中間階段，兼有水火之性，以水生木和木生火的相生關係來看，與木密切相關。

　　就經絡芳香理療的範疇而言，三焦的學理主要運用在三焦與其對應的藏腑的相關經絡理療的功效，也就是說針對三焦與其對應的藏腑的相關經絡的健康需求，透過選取相關穴道，選擇具備一定功效的精油與配合的手技，以達到對三焦與其對應的藏腑的相關經絡健康復原的功效。

第二章
心與小腸的經絡芳香
理療實務操作

心經是手少陰經，屬陰，主心血管及津液兩脇；小腸經是手太陽經，屬陽，主頸上肢疼痛及耳聾目黃；心與小腸經絡芳香理療的重點在大腦精神意識方面其選穴、用油與實務操作手法分節說明如後。

第一節　心與小腸的選穴與用油

心、小腸選穴主要針對頭頂、側面與後面的百會穴、和髎穴、耳門穴、瘈脈穴及翳風穴，其位置與功效如下表：

心、小腸經絡芳香理療選穴功效		
穴名	位置	功效
百會	頸部前正中線上，髮際前端向後5寸處	熄風蘇厥、清熱開竅、固脫回陽、安腦寧神、平肝熄風
和髎	頭部鬢邊後方，耳殼根部前與淺顳動脈後	祛風通絡
耳門	臉部耳珠上，切跡與顳下頜關節突起之間凹陷處	益聰通竅，疏通經絡
瘈脈	頭部乳突中央，順著耳朵輪廓在翳風與角孫連接線上，距離翳風1/3處	清熱解痙、通利諸竅
翳風	前頸部耳垂後方，頭部乳突下端之前方凹陷處	發散風熱、益聰耳竅、疏通經絡

精油以五行歸經為心、小腸的火系精油為主，其主成分、功效和三焦七脈輪，任督關係，以及副作用如下表：

芸香科							
品名	主成分	功效	五行歸經	三焦	七脈	任督	副作用
阿米香樹	倍半萜烯醇	疏通活化靜脈、疏通淋巴系統、提升免疫系統、安神、舒壓	心、小腸	上焦	頂輪	督	無
佛手柑	酯	殺菌、抑毒、解熱、止痙、安眠、舒鬱、健胃、提升免疫系統	心、小腸肝、膽脾、胃	上焦中焦	心輪臍輪	任督	光過敏
葡萄柚	單萜烯	殺菌、止咳、解熱、止痙、活血、舒鬱、提神、利尿、提升免疫系統	心、小腸肝、膽	上焦中焦	眉心輪喉輪	任	無
橙花	單萜烯醇	殺菌、抑毒、解熱、止痙、止癢、放鬆、提神、提升免疫系統	心、小腸肝、膽肺、大腸	上焦中焦	眉心輪心輪腹輪	任督	無
繖形花科							
胡蘿蔔籽	倍半萜烯醇	消炎、護膚、肌膚細胞再生、強化皮膚免疫系統、提高新陳代謝、調節賀爾蒙、平衡情緒	心、小腸腎、膀胱	下焦上焦	頂輪臍輪	督	無
芫荽籽	單萜烯醇	殺菌、消炎、健胃、緩解疼痛、護膚、鎮靜、提神、平衡情緒	心、小腸脾、胃	上焦中焦	頂輪臍輪	任督	無

唇形花科							
羅勒	單萜烯醇	殺菌、消炎、止痙、促進消化機能、護膚、放鬆、鎮靜、安眠、提升免疫系統、強化神經系統	心、小腸脾、胃	上焦中焦	頂輪臍輪	任督	無
薄荷	單萜烯醇	殺菌、抑毒、解熱、止痙、疏通活化血液、提升免疫系統、護膚、驅蟲、提神、放鬆、平衡情緒、安眠、舒鬱	心、小腸脾、胃	上焦中焦	眉心輪腹輪臍輪	任督	無
薰衣草	酯	殺菌、抑毒、疏通活化血液、提升免疫系統、細胞再生、放鬆、平衡情緒、滋養肌肉組織	心、小腸肝、膽	上焦	頂輪喉輪心輪	任督	無
香蜂草	倍半萜烯	殺菌、抑毒、消炎、止痙、止痛、鎮靜、強心、調節血壓、提神、放鬆、平衡情緒	心、小腸肝、膽	上焦中焦	心輪腹輪	督	無
桃金孃科							
西印度月桂	丁香酚	殺菌、抑毒、消炎、止痙、止痛、促進新陳代謝、疏通活化血液、提升免疫系統、激勵、鼓舞情緒	心、小腸肝、膽脾、胃	上焦下焦	頂輪喉輪腹輪臍輪	任督	無
白千層	氧化物	殺菌、抑毒、止咳化痰、解熱、提升免疫系統、促進	心、小腸肝、膽肺、大腸	上焦中焦	眉心輪喉輪	任	無

		呼吸系統循環、鎮靜神經肌肉疼痛、集中注意力、激勵					
松科							
雪松	倍半萜烯	消炎、止痛、驅蟲、止癢、稀釋黏液、提神、抗過敏、解鬱、鼓舞情緒	心、小腸 肝、膽 脾、胃	上焦 中焦	喉輪 心輪 腹輪	任	無
柏科							
絲柏	單萜烯	殺菌、消炎、止痙、止痛、驅蟲、除臭、抗過敏、收斂傷口、擴張支氣管、收縮血管、調節賀爾蒙、提神、醒腦、集中注意力	心、小腸 肝、膽 腎、膀胱	上焦 下焦	頂輪 喉輪 臍輪	任督	無
樟科							
月桂	氧化物	殺菌、消炎、化痰、止痙、止痛、提神、鼓舞情緒、增加活力、平衡情緒	心、小腸 肝、膽 肺、大腸	上焦 中焦	頂輪 喉輪 腹輪	任督	無
菊科							
龍艾	醚	殺菌、抑毒、提升免疫系統、止痙、促進膽汁分泌幫助消化、放鬆、安撫情緒	心、小腸 脾、胃	上焦 中焦	眉心輪 臍輪	任督	無
永久花	酯	消炎、化痰、止痙、消腫、平衡情緒、促進細胞再	心、小腸 肝、膽	中焦	心輪	任	無

		生傷口癒合、排除淋巴瘀阻促進排毒、放鬆、安撫情緒					
洋甘菊	倍半萜烯	殺菌、消炎、止痙、止痛、放鬆、安撫情緒、舒壓、解鬱、提神、助眠	心、小腸脾、胃肺、大腸	上焦下焦	眉心輪喉輪臍輪	任督	無
橄欖科							
墨西哥沉香木	單萜烯醇	殺菌、抑毒、止痙、提升免疫系統、護膚、提神、放鬆、平衡情緒	心、小腸肝、膽肺、大腸	上焦中焦	眉心輪心輪	任督	無
乳香	單萜烯	殺菌、抑毒、消炎、止痛、提升免疫系統、疏通活化血液、調節賀爾蒙、肌膚再生、傷口癒合、放鬆、啟發靈感、舒壓、解鬱	心、小腸腎、膀胱	上焦下焦	頂輪海底輪	任督	無
沒藥	倍半萜烯氧化物	殺菌、抑毒、消炎、調節賀爾蒙、細胞再生、傷口癒合、止血、安神、啟發靈感、治療心靈創傷	心、小腸腎、膀胱	上焦下焦	頂輪臍輪海底輪	任督	無
木蘭科							
黃玉蘭	苯基酯	殺菌、止痙、止痛、放鬆、提升免疫系統、促進乳汁分泌、心靈和諧、抗沮喪、刺激感官、催情	心、小腸腎、膀胱	上焦下焦	頂輪海底輪	任督	無

夾竹桃科							
緬梔	苯基酯	殺菌、消炎、抑毒、解熱、降血壓、驅風除濕、放鬆、平衡情緒、啟發靈感、挑逗催情	心、小腸腎、膀胱	上焦下焦	頂輪臍輪海底輪	任督	無
蝶形花科							
鷹爪豆	苯基酯	強心、利尿、止血、麻醉、收縮血管、驅風除濕、放鬆、護膚、高度鼓舞情緒、挑逗催情	心、小腸腎、膀胱	上焦中焦下焦	頂輪心輪臍輪海底輪	任督	無
木樨科							
茉莉	苯基酯	止痙、止癢、促進血液循環、幫助消化、止咳、化痰、皮膚再生、調節賀爾蒙、鼓舞情緒、心靈和諧、催情、紓解焦慮	心、小腸腎、膀胱	上焦下焦	頂輪臍輪海底輪	任督	無
桂花	倍半萜烯	消炎、化痰、止痛、調理肌膚、提高皮膚新陳代謝功能、治療傷口、紓解焦慮、安神、平衡情緒、啟發靈感、開朗心情	心、小腸肺、大腸	上焦中焦	頂輪心輪	任督	無
敗醬科							
甘松	倍半萜烯	殺菌、消炎、化痰、止痛、止癢、抗過敏、皮膚再生、疏通活化血	心、小腸肺、大腸腎、膀胱	上焦中焦下焦	眉心輪心輪臍輪	任督	無

		液、滋養靜脈血管、調節賀爾蒙、放鬆、安撫心情愉悅、安眠、舒壓			海底輪		
杜鵑花科							
杜鵑	單萜烯	消炎、止痛、疏通活化血液、提升免疫系統、驅風除濕、醒腦、心靈重建	心、小腸	上焦	頂輪	督	無
白珠樹	苯基酯	消炎、止痛、止痙、放鬆、催情	心、小腸腎、膀胱	上焦下焦	頂輪臍輪海底輪	任督	無
薔薇科							
玫瑰	單萜烯醇	殺菌、抑毒、消炎、止痙、提升免疫系統、促進淋巴活動、皮膚再生、傷口治療、安撫情緒、強化心臟與神經、調節賀爾蒙、提神、平衡情緒、催情、舒壓和諧、開啟心靈	心、小腸肺、大腸腎、膀胱	中焦下焦	心輪臍輪海底輪	任督	無
檀香科							
檀香	倍半萜烯醇	殺菌、消炎、促進新陳代謝、促進淋巴活動、皮膚再生、通經絡、調節賀爾蒙、平衡情緒、提神、和諧、催情	心、小腸肝、膽肺、大腸腎、膀胱	上焦中焦下焦	頂輪眉心輪臍輪海底輪	任督	無

第二節　心與小腸的經絡芳香理療實務操作手法

　　心、小腸經絡芳香理療實務操作手法主要針對頭頂、側面與後面的百會穴、和髎穴、耳門穴、瘈脈穴及翳風穴部份，操作手法如下：

（一）施作區段

　　依照百會穴、和髎穴、耳門穴、瘈脈穴至翳風穴，順序進行理療動作。

（二）點油

　　以火系精油施作，執行理療時，每一穴點一滴精油，不可使精油流至眼部再以指腹螺旋抹勻。

（三）手技（被施作對象採趴臥姿勢）

1. 百會穴-雙手四指扶貼耳部、拇指陰陽對轉方式按摩

2. 和髎穴-雙手拇指置於頭頂、食指輕旋按摩

3. 耳門穴-雙手拇指置於頭頂、中指輕旋按摩

4. 瘈脈穴-雙手拇指置於頭頂、中指輕旋按摩

5. 翳風穴-雙手拇指置於頭頂、中指輕旋按摩

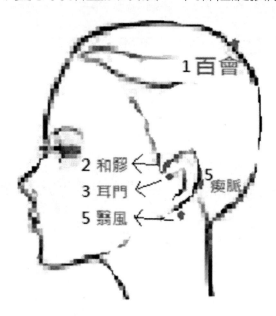

（四）力道

輕柔和緩

（五）次數

施作次數：每一穴位五十次

第三章
肝與膽的經絡芳香
理療實務操作

　　肝經是足厥陰經，屬陰，主腰痛疝氣及遺尿胸悶，主管精神、神經系統；膽經是足少陽經，屬陽，主腫痛及關節下肢疼痛。肝與膽經絡芳香理療的重點在精神與神經方面，其選穴、用油與實務操作手法分節說明如後。

第一節　肝與膽的選穴與用油

　　肝、膽經主要針對背部督脈（脊椎）選穴，其位置與功效如下表：

肝、膽經絡芳香理療選穴功效		
穴名	位置	功效
大椎	後頸部後方正中線上，第 7 頸椎棘突下之凹陷處	解表散寒、清熱通陽、鎮靜安神、理氣降逆、舒痙醒腦
至陽	上背部後正中線上，第 7 胸椎棘突下方之凹陷處	利膈寬胸、健脾和中、順氣舒胸
命門	腰部後正中線上，第 2 腰椎棘突下方之凹陷處	壯陽補腎、固本培元、調理經氣、健腰強膝
神道	上背部後正中線上，第 5 胸椎棘突下方之凹陷處	清熱寧神、通經止痛
筋縮	上背部後正中線上，第 9 胸椎棘突下方之凹陷處	緩急止痛、通絡疏經

精油以五行歸經為肝、膽的木系精油為主，其主成分、

功效和三焦七脈輪，任督關係，以及副作用如下表：

芸香科							
品名	主成分	功效	五行歸經	三焦	七脈	任督	副作用
佛手柑	酯	殺菌、抑毒、解熱、止痙、安眠、舒鬱、健胃、提升免疫系統	心、小腸肝、膽脾、胃	上焦中焦	心輪臍輪	任督	光過敏
葡萄柚	單萜烯	殺菌、止咳、解熱、止痙、活血、舒鬱、提神、利尿、提升免疫系統	心、小腸肝、膽	上焦中焦	眉心輪喉輪	任	無
萊姆	單萜烯	殺菌、消炎、解熱、活血、舒鬱、提神、提升免疫系統	肝、膽肺、大腸	中焦	腹輪	任	無
橘	單萜烯	殺菌、止痙、安眠、舒鬱、疏通活化血液、提升免疫系統、促進淋巴排毒	肝、膽	中焦	腹輪	任	無
橙花	單萜烯醇	殺菌、抑毒、解熱、止痙、止癢、放鬆、提神、提升免疫系統	心、小腸肝、膽肺、大腸	上焦中焦	眉心輪心輪腹輪	任督	無
甜橙	單萜烯	殺菌、抑毒、解熱、止痙、放鬆、提神、疏通活化血液和淋巴系統、提升免疫系統	肝、膽腎、膀胱	中焦下焦	心輪腹輪	任督	無
苦橙	單萜烯	消炎、鎮靜、止痙、疏通活化血液、幫助消化、安眠、放鬆、調節血壓、提升	肝、膽脾、胃	上焦中焦	心輪腹輪	任督	無

		免疫系統					
桔葉	苯基酯	消炎、放鬆、止痙、舒壓、安眠、鎮靜	肝、膽	上焦	心輪	督	無

<table>
<tr><td colspan="8" align="center">繖形花科</td></tr>
</table>

歐白芷根	單萜烯	殺菌、消炎、止痙、健胃、提升免疫系統、疏通活化血液、鎮靜、舒鬱	肝、膽脾、胃	上焦中焦	眉心輪臍輪	任	光過敏
茴香	醚	殺菌、止痙、健胃、刺激腸蠕動、促進膽汁與乳汁分泌、提神、放鬆、鎮靜	肝、膽脾、胃	中焦	腹輪臍輪	任	無

<table>
<tr><td colspan="8" align="center">唇形花科</td></tr>
</table>

薰衣草	酯	殺菌、抑毒、疏通活化血液、提升免疫系統、細胞再生、放鬆、平衡情緒、滋養肌肉組織	心、小腸肝、膽	上焦	頂輪喉輪心輪	任督	無
馬鬱蘭	單萜烯	殺菌、止痛、鎮靜、平衡情緒、滋養副交感神經系統、療養呼吸系統	肝、膽肺、大腸	上焦	眉心輪喉輪	任督	無
香蜂草	倍半萜烯	殺菌、抑毒、消炎、止痙、止痛、鎮靜、強心、調節血壓、提神、放鬆、平衡情緒	心、小腸肝、膽	上焦中焦	心輪腹輪	督	無
快樂鼠尾草	酯	殺菌、止痙、放鬆、平衡情緒、調節賀爾蒙、舒壓、催情、增加活力、啟發靈感	肝、膽腎、膀胱	上焦下焦	眉心輪臍輪海底輪	任督	無
鼠尾草	單萜烯酮	殺菌、解熱、促進膽汁分泌、促進細胞再生、治療傷口與促進傷口癒合、促	肝、膽肺、大腸	上焦中焦	眉心輪心輪	任	孕婦幼兒禁用

		進淋巴系統流動、放鬆、醒腦、集中注意力、增強記憶力					
藿香	倍半萜烯	止痙、放鬆、滋養肌膚、鼓舞情緒、驅蟲、提神、平衡情緒、催情	肝、膽肺、大腸腎、膀胱	上焦下焦	眉心輪臍輪海底輪	任督	無
迷迭香	單萜烯酮	殺菌、抑毒、消炎、止痛、促進新陳代謝、疏通活化血液、提神、增強記憶力、集中注意力	肝、膽脾、胃肺、大腸	上焦下焦	眉心輪臍輪	任督	高血壓患者慎用
百里香	單萜烯醇	殺菌、抑毒、強心、護膚、鼓舞情緒、提升免疫系統、集中注意力	肝、膽肺、大腸	上焦下焦	眉心輪喉輪腹輪海底輪	任督	百里酚百里香孕婦與幼兒慎用
牛膝草	氧化物	殺菌、抑毒、消炎、促進新陳代謝、疏通活化血液、集中注意力、提神	肝、膽脾、胃肺、大腸	上焦下焦	眉心輪喉輪臍輪	任督	無
桃金孃科							
西印度月桂	丁香酚	殺菌、抑毒、消炎、止痙、止痛、促進新陳代謝、疏通活化血液、提升免疫系統、激勵、鼓舞情緒	心、小腸肝、膽脾、胃	上焦下焦	頂輪喉輪腹輪臍輪	任督	無
白千層	氧化物	殺菌、抑毒、止咳化痰、解熱、提升免疫系統、促進呼吸系統循環、鎮靜神經肌肉疼痛、集中注意力、激勵	心、小腸肝、膽肺、大腸	上焦中焦	眉心輪喉輪	任	無

尤加利	單萜烯醛	殺菌、抑毒、消炎、止痛、驅蟲、激勵、提神、增加活力恢復疲勞	肝、膽 肺、大腸	上焦 中焦	眉心輪 腹輪 臍輪	任	無
松紅梅	倍半萜烯	殺菌、抑毒、消炎、止癢、消腫、促進皮膚黏膜、上皮組織與肉芽組織再生、強化神經系統、安神、舒壓	肝、膽 肺、大腸	上焦 中焦	眉心輪 心輪	督	無
香桃木	單萜烯	殺菌、化痰、止痛、驅風除濕、提升免疫系統、止痙、疏通活化血液、提神	肝、膽 肺、大腸	上焦 中焦	喉輪 心輪	任	無
松科							
赤松	單萜烯	消炎、止痙、止痛、強化神經系統、疏通活化血液、提神、抗過敏	肝、膽 肺、大腸	上焦 中焦	眉心輪 腹輪	任	無
高山松	單萜烯	消炎、止痙、止痛、強化神經系統、疏通活化血液、提神、抗過敏	肝、膽 肺、大腸	上焦 中焦	眉心輪 腹輪	任	無
巨杉	單萜烯	殺菌、抑毒、消炎、止痙、止痛、提升免疫系統、解鬱、舒壓、提振精力	肝、膽 肺、大腸	上焦 中焦	眉心輪 腹輪	任	無
雪松	倍半萜烯	消炎、止痛、驅蟲、止癢、稀釋黏液、提神、抗過敏、解鬱、鼓舞情緒	心、小腸 肝、膽 脾、胃	上焦 中焦	喉輪 心輪 腹輪	任	無
柏科							
杜松	單萜烯	殺菌、消炎、止痙、止痛、排水、利尿、疏通活化血液、幫	肝、膽 脾、胃	上焦 中焦	頂輪 眉心輪	任 督	無

		助消化、增加活力、集中注意力、醒腦			腹輪		
絲柏	單萜烯	殺菌、消炎、止痙、止痛、驅蟲、除臭、抗過敏、收斂傷口、擴張支氣管、收縮血管、調節賀爾蒙、提神、醒腦、集中注意力	心、小腸肝、膽腎、膀胱	上焦下焦	頂輪喉輪臍輪	任督	無
樟科							
肉桂（葉皮）	肉桂醛	殺菌、疏通活化血液、止痙、止痛、驅風除濕、暖化體溫、催情	肝、膽腎、膀胱	下焦	臍輪海底輪	任督	刺激皮膚黏膜
山雞椒	單萜烯醛	殺菌、抑毒、消炎、止痙、疏通活化血液、提神、集中注意力、護膚、促進皮膚新陳代謝、幫助消化	肝、膽肺、大腸脾、胃	上焦中焦	心輪腹輪	任	皮膚過敏
月桂	氧化物	殺菌、消炎、化痰、止痙、止痛、提神、鼓舞情緒、增加活力、平衡情緒	心、小腸肝、膽肺、大腸	上焦中焦	頂輪喉輪腹輪	任督	無
桉油樟	氧化物	殺菌、抑毒、消炎、化痰、促進皮膚新陳代謝、提升免疫系統、調補肌肉神經系統、提神	肝、膽肺、大腸	上焦中焦	喉輪心輪	任	無
花梨木	單萜烯醇	殺菌、抑毒、消炎、強心、提升免疫系統、護膚、提神、放鬆、平衡情緒	肝、膽肺、大腸腎、膀胱	中焦下焦	心輪海底輪	任督	無
菊科							
永久花	酯	消炎、化痰、止痙、	心、小腸	中焦	心輪	任	無

		消腫、平衡情緒、促進細胞再生傷口癒合、排除淋巴瘀阻促進排毒、放鬆、安撫情緒	肝、膽				
橄欖科							
墨西哥沉香木	單萜烯醇	殺菌、抑毒、止痙、提升免疫系統、護膚、提神、放鬆、平衡情緒	心、小腸肝、膽肺、大腸	上焦中焦	眉心輪心輪	任督	無
禾本科							
檸檬香茅	單萜烯醛	殺菌、抑毒、消炎、止痛、驅蟲、提升免疫系統、促進消化、集中注意力、提神、強化活力	肝、膽	中焦	腹輪	任	無
馬鞭草科							
檸檬馬鞭草	單萜烯醇	殺菌、消炎、止痙、提升免疫系統、強化精神、消除恐懼、幫助消化、鼓舞情緒、集中注意力	肝、膽脾、胃	中焦	腹輪	任	無
安息香科							
安息香	苯基酯	殺菌、抑毒、止痙、消炎、抗氧化、除臭、促進上皮組織形成、和諧心靈、消除恐懼、放鬆	肝、膽肺、大腸	中焦	心輪	任	無
薑科							
荳蔻	氧化物	殺菌、抑毒、化痰、止痙、促進消化、強化心臟功能、強化活力、提神、平	肝、膽肺、大腸脾、胃	上焦中焦	喉輪心輪腹輪臍輪	任	無

		衡情緒						
檀香科								
檀香	倍半萜烯醇	殺菌、消炎、促進新陳代謝、促進淋巴活動、皮膚再生、通經絡、調節賀爾蒙、平衡情緒、提神、和諧、催情	心、小腸肝、膽肺、大腸腎、膀胱	上焦中焦下焦	頂輪眉心輪臍輪海底輪	任督	無
蘭科								
香草	醛	殺菌、抑毒、止痛、止痙、消炎、安眠、平衡情緒、催情、心靈和諧	肝、膽肺、大腸腎、膀胱	中焦下焦	心輪臍輪	任	無
石蒜科								
晚香玉	醚	止痛、止痙、護膚、安撫、平衡情緒、安神、紓解焦慮、感性	肝、膽	中焦	心輪	任	無
番荔枝科								
依蘭	苯基酯	止痛、止痙、護膚、調節免疫系統、消炎、止癢、細胞再生、傷口癒合、安撫、平衡情緒、鼓舞情緒、催情	肝、膽肺、大腸腎、膀胱	中焦下焦	心輪臍輪海底輪	任督	無

第二節　肝與膽的經絡芳香理療實務操作手法

　　肝與膽的經絡芳香理療實務操作手法主要針對背部督脈（脊椎）部份，操作手法如下：

（一）施作區段

　　尾閭骨至大椎穴，延伸到肩頸部。

（二）點油

　　以木系精油施作由尾閭骨至大椎穴，間隔三指點一滴，共約十數滴再以四指指腹沿督脈（脊椎）抹勻。

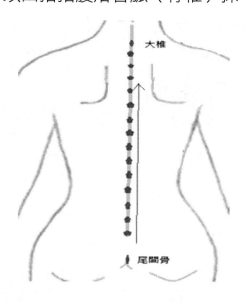

（三）手技

　　雙手合掌（立掌），掌緣（手刀）平貼身體由下而上推至大椎後開掌，兩掌各向兩側肩部延伸到頸部後放掌順滑而出手法採推滑式。

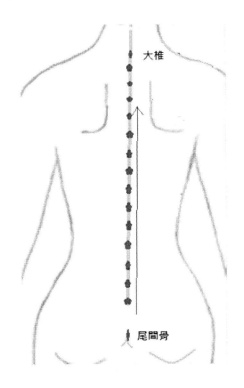

（四）力道

　　分為上、中、下三種不同力道：

1. 下：手法深按帶勁（尾閭-命門）。

2. 中：手法順滑適中（命門-至陽）。

3. 上：手法輕柔和緩（至陽-大椎）。

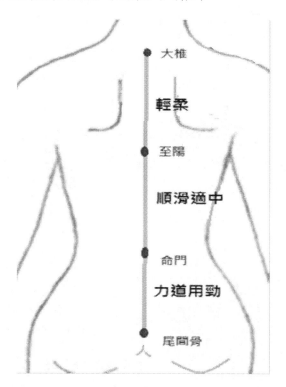

（五）次數

　施作次數：每部分二十次。

第四章
脾與胃的經絡芳香
理療實務操作

脾經是足太陰經，屬陰，主舌根及二便黃疸；胃經則是足陽明經，屬陽，主血及身體之寒熱，脾與胃經絡芳香理療的重點，在新陳代謝器官（腎、膀胱、胃、肝、脾）方面，其選穴、用油與實務操作手法分節說明如後。

第一節　脾與胃的選穴與用油

脾、胃經主要針對新陳代謝器官腎、膀胱、胃、肝、脾相關組織器官選穴，其位置與功效如下表：

脾、胃經絡芳香理療選穴功效		
穴名	位　置	功效
腎俞	腰部與第 2 腰椎（L2）棘突下緣同高處，後正中線向外 1.5 寸處	補腎益氣、通利腰脊
命門	腰部後正中線上，第 2 腰椎棘突下方之凹陷處	固本培元、壯陽補腎、調理經氣、健腰強膝
氣海	下腹部前正中線上，臍中央向下 1.5 寸處	起陽補氣、補腎固精、調補下焦、益腎補虛、補益元氣、固精止遺
志室	腰部與第 2 腰椎（L2）棘突下緣同高處，後正中線向外 3 寸處	補腎壯陽、健腰強膝
三焦俞	腰部第 1 腰椎（L1）棘突下緣同高（懸樞）旁開 1.5 寸處	調理三焦、通利水道
中極	下腹部前正中線上，臍中央向下 4 寸處	壯陽調經、通利膀胱、調理下焦、固氣培元、協理氣化、補腎調氣
大赫	下腹部臍中央向下 4 寸，前正中線向外 0.5 寸處	調理下焦、益腎補虛

曲骨	下腹部前正中線上，恥骨聯合上緣處	溫補腎陽、調經止帶
關元	下腹部前正中線上，臍中央向下3寸處	補腎壯陽、固本培元調理衝任
大巨	下腹部臍中央向下2寸，前正中線向外2寸處	益氣固精、補腎壯陽
腹結	下腹部臍中央向下1.3寸，前正中線向外4寸處	調理氣血、調和腸胃
水道	下腹部臍中央向下3寸，前正中線向外2寸處	通利三焦
四滿	下腹部臍中央向下2寸，前正中線向外0.5寸處	調經理氣、利水消脹
外陵	下腹部臍中央向下1寸，前正中線向外2寸處	調理腸胃、通經止痛

精油以五行歸經為脾、胃的土系精油為主，其主成分、功效和三焦七脈輪，任督關係，以及副作用如下表：

芸香科							
品名	主成分	功效	五行歸經	三焦	七脈	任督	副作用
佛手柑	酯	殺菌、抑毒、解熱、止痙、安眠、舒鬱、健胃、提升免疫系統	心、小腸肝、膽脾、胃	上焦中焦	心輪臍輪	任督	光過敏
苦橙	單萜烯	消炎、鎮靜、止痙、疏通活化血液、幫助消化、安眠、放鬆、調節血壓、提升免疫系統	肝、膽脾、胃	上焦中焦	心輪腹輪	任督	無
桔葉	苯基酯	消炎、放鬆、止痙、舒壓、安眠、鎮靜	肝、膽	上焦	心輪	督	無
檸檬	單萜烯	殺菌、消炎、解熱、提神	脾、胃	中焦	臍輪	任	光過敏

繖形花科							
歐白芷根	單萜烯	殺菌、消炎、止痙、健胃、提升免疫系統、疏通活化血液、鎮靜、舒鬱	肝、膽脾、胃	上焦中焦	眉心輪臍輪	任	光過敏
洋茴香籽	醚	殺菌、止痙、健胃、刺激腸蠕動、促進膽汁與乳汁分泌、提神、放鬆、鎮靜	脾、胃	中焦	臍輪	任	無
茴香	醚	殺菌、止痙、健胃、刺激腸蠕動、促進膽汁與乳汁分泌、提神、放鬆、鎮靜	肝、膽脾、胃	中焦	腹輪臍輪	任	無
芫荽籽	單萜烯醇	殺菌、消炎、健胃、緩解疼痛、護膚、鎮靜、提神、平衡情緒	心、小腸脾、胃	上焦中焦	頂輪臍輪	任督	無
唇形花科							
羅勒	單萜烯醇	殺菌、消炎、止痙、促進消化機能、護膚、放鬆、鎮靜、安眠、提升免疫系統、強化神經系統	心、小腸脾、胃	上焦中焦	頂輪臍輪	任督	無
薄荷	單萜烯醇	殺菌、抑毒、解熱、止痙、疏通活化血液、提升免疫系統、護膚、驅蟲、提神、放鬆、平衡情緒、安眠、舒鬱	心、小腸脾、胃	上焦中焦	眉心輪腹輪臍輪	任督	無
迷迭香	單萜烯酮	殺菌、抑毒、消炎、止痛、促進新陳代謝、疏通活化血液、提神、增強記憶力、集中注意力	肝、膽脾、胃肺、大腸	上焦下焦	眉心輪臍輪	任督	高血壓患者慎用
牛膝草	氧化物	殺菌、抑毒、消炎、促進新陳代謝、疏	肝、膽脾、胃	上焦下焦	眉心輪	任督	無

		通活化血液、集中注意力、提神	肺、大腸		喉輪臍輪		
桃金孃科							
西印度月桂	丁香酚	殺菌、抑毒、消炎、止痙、止痛、促進新陳代謝、疏通活化血液、提升免疫系統、激勵、鼓舞情緒	心、小腸肝、膽脾、胃	上焦下焦	頂輪喉輪腹輪臍輪	任督	無
松科							
雪松	倍半萜烯	消炎、止痛、驅蟲、止癢、稀釋黏液、提神、抗過敏、解鬱、鼓舞情緒	心、小腸肝、膽脾、胃	上焦中焦	喉輪心輪腹輪	任	無
柏科							
杜松	單萜烯	殺菌、消炎、止痙、止痛、排水、利尿、疏通活化血液、幫助消化、增加活力、集中注意力、醒腦	肝、膽脾、胃	上焦中焦	頂輪眉心輪腹輪	任督	無
樟科							
山雞椒	單萜烯醛	殺菌、抑毒、消炎、止痙、疏通活化血液、提神、集中注意力、護膚、促進皮膚新陳代謝、幫助消化	肝、膽肺、大腸脾、胃	上焦中焦	心輪腹輪	任	皮膚過敏

菊科							
龍艾	醚	殺菌、抑毒、提升免疫系統、止痙、促進膽汁分泌幫助消化、放鬆、安撫情緒	心、小腸脾、胃	上焦中焦	眉 心輪臍輪	任督	無
洋甘菊	倍半萜烯	殺菌、消炎、止痙、止痛、放鬆、安撫情緒、舒壓、解鬱、提神、助眠	心、小腸脾、胃肺、大腸	上焦下焦	眉 心輪喉輪臍輪	任督	無
馬鞭草科							
檸檬馬鞭草	單萜烯醇	殺菌、消炎、止痙、提升免疫系統、強化精神、消除恐懼、幫助消化、鼓舞情緒、集中注意力	肝、膽脾、胃	中焦	腹輪	任	無
荳蔻	氧化物	殺菌、抑毒、化痰、止痙、促進消化、強化心臟功能、強化活力、提神、平衡情緒	肝、膽肺、大腸脾、胃	上焦中焦	喉輪心輪腹輪臍輪	任	無

第二節　脾與胃的經絡芳香理療實務操作手法

　　脾、胃經主要針對新陳代謝器官腎、膀胱、胃、肝、脾相關組織器官部份，操作手法如下：

（一）施作區段

　1.　腎臟：人體背部腎臟部位

2. 膀胱：人體正面，約下腹骨盆腔（膀胱區）

3. 胃（胃脘部）：人體正面，上腹部（肚臍以上至胃），由任脈向外（身體兩側）推滑由下而上至胃部為止

4. 肝臟：以單手四指柔滑畫圓推按右側肋骨下方肝臟區

5. 脾臟：以單手四指柔滑畫圓推按左側肋骨下方脾臟區

6. 脇肋：髂骨頂部-橫膈膜側部

（二）點油-以土系精油施作

1. 腎臟：左右兩側腎俞、命門、氣海、志室、三焦俞穴各滴五滴精油（上下左右中各一滴），全掌畫圓推勻。

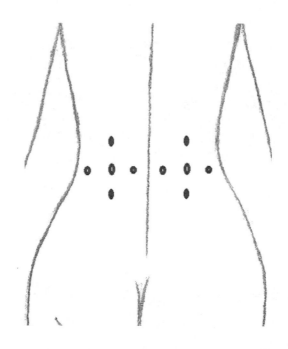

2. 膀胱（下腹骨盆腔）：中極、大赫、曲骨、關元穴各滴

　　五滴精油（上下左右中各一滴），全掌畫圓推勻

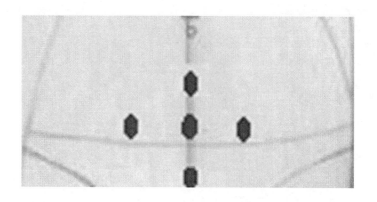

3. 上腹部（肚臍-胃部）　：約涵蓋胃脘及胃部，在任脈

兩側各滴 6-10 滴精油，再以四指指腹沿任脈推勻

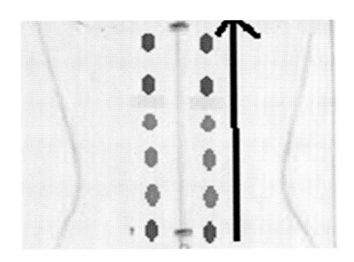

4. 肝臟：右側肋骨下方，大巨、腹結、水道、四滿、外陵穴滴五滴精油（上下左右中各一滴），以四指指腹畫圓推勻

5. 脾臟：左側肋骨下方，大巨、腹結、水道、四滿、外陵穴滴五滴精油（上下左右中各一滴），以四指指腹畫圓推勻

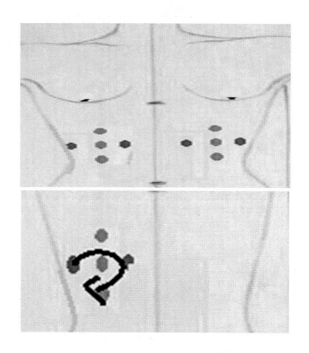

6. 脅肋：兩側腰際，各點 3-5 滴精油，以手虎口由下往
　　上推滑（髂骨頂部至橫膈膜）

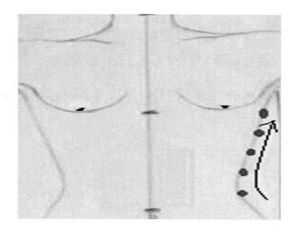

（三）手技

1. 腎臟：以單掌根定點旋轉按壓，左右兩側皆同

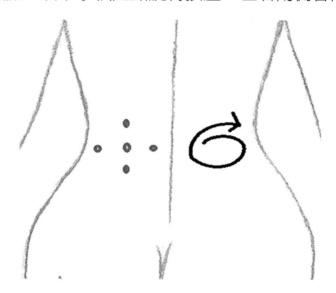

2. 下腹骨盆腔：以單手全掌區域性旋轉按壓，範圍包含整個骨盆腔

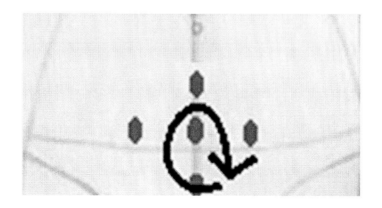

3. 上腹部（肚臍-胃部） ：以雙手四指腹柔滑推按，由任脈向外（身體兩側）推滑，由下而上至胃部（肋骨下方）為止

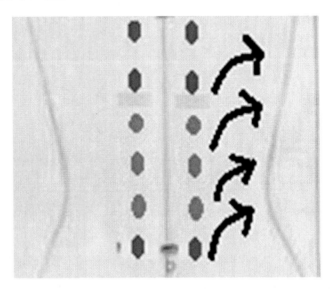

4. 肝臟：以單手四指柔滑畫圓推按右側肋骨下方肝臟區

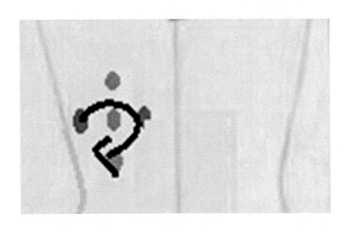

5. 脾臟：以單手四指柔滑畫圓推按左側肋骨下方脾臟區

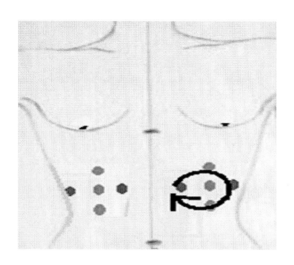

6. 脅邊：兩側腰際，滴 3-5 滴精油，以四指指腹由下向

上直線推勻

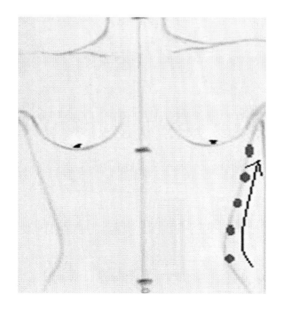

（四）力道

1. 腎臟：力道用勁

2. 膀胱：力道用勁

3. 胃部（胃脘部）：力道適中、順滑

4. 肝臟：力道適中、順滑

5. 脾臟：力道適中、順滑

6. 脅肋：力道適中、順滑

（五）次數

施作次數：每一部位二十次

第五章
肺與大腸的經絡芳香
理療實務操作

　　肺經是手太陰經，屬陰，主氣之盛衰；大腸經是手陽明經，屬陽，主鼻及皮膚毛髮，肺與大腸經絡芳香理療的重點，在呼吸循環系統以及皮膚毛髮方面，其選穴、用油與實務操作手法分節說明如後。

第一節　肺與大腸的選穴與用油

　　肺與大腸經主要針對呼吸循環系統與皮膚毛髮方面選穴，其位置與功效如下表：

肺、大腸經絡芳香理療選穴功效		
穴名	位置	功效
身柱	上背部後正中線上，第 3 胸椎棘突下方之凹陷處	宣肺止咳、清心安神、祛風通絡、降逆理氣、止咳平喘
靈台	上背部後正中線上，第 6 胸椎棘突下方之凹陷處	清熱解毒、宣通肺絡
至陽	上背部後正中線上，第 7 胸椎棘突下方之凹陷處	利膈寬胸、健脾和中、理氣寬胸
命門	腰部後正中線上，第 2 腰椎棘突下方之凹陷處	固本培元、壯陽補腎、調理經氣、健腰強膝
氣舍	鎖骨上小窩鎖骨胸骨頭端上方，胸鎖乳突肌胸骨頭端與鎖骨頭端間之凹陷處	散結降逆、清咽止痛
中府	前胸部與第一肋間同高鎖骨下窩外側，前正中線向外 6 寸處	宣散肺氣、滋陰健脾
雲門	前胸喙狀突內側及鎖骨下窩凹	宣通肺氣、調理氣機

	陷處，正中線向外 6 寸處	
庫房	前胸第一肋間，前正中線向外 4 寸處	理氣寬胸、降逆化痰
天突	前頸前正中線上，胸骨切跡中央	宣肺止咳、降逆化痰、通利咽喉、利咽清音
璇璣	胸前正中線上，胸骨切跡向下 1 寸處	寬胸止咳
華蓋	胸前正中線上，第一肋間同高處	寬胸止咳、清肺化痰
紫宮	胸前正中線上，第二肋間同高處	寬胸止咳
玉堂	胸前正中線上，第三肋間同高處	寬胸止咳、清肺理氣
膻中	胸前正中線上，第四肋間同高處	調理氣機、降逆化痰、宣肺止咳、通乳安神
天谿	前胸第四肋間，前正中線向外 6 寸處	利氣寬胸、疏通乳腺
乳根	前胸第五肋間，前正中線向外 4 寸處	宣通肺氣、活血通絡
神封	前胸第四肋間，前正中線向外 2 寸處	利氣寬胸、疏通乳腺
膺窗	前胸第三肋間，前正中線向外 4 寸處	宣通肺氣、降逆平喘

　　精油以五行歸經為肺、大腸的金系精油為主，其主成分、功效和三焦七脈輪，任督關係，以及副作用如下表：

芸香科							
品名	主成分	功效	五行歸經	三焦	七脈	任督	副作用
萊姆	單萜烯	殺菌、消炎、解熱、活血、舒鬱、提神、提升免疫系統	肝、膽肺、大腸	中焦	腹輪	任	無
橙花	單萜烯醇	殺菌、抑毒、解熱、止痙、止癢、放鬆、提神、提	心、小腸肝、膽肺、大腸	上焦中焦	眉心輪心輪	任督	無

		升免疫系統			腹輪		
		唇形花科					
馬鬱蘭	單萜烯	殺菌、止痛、鎮靜、平衡情緒、滋養副交感神經系統、療養呼吸系統	肝、膽肺、大腸	上焦	眉心輪喉輪	任督	無
鼠尾草	單萜烯酮	殺菌、解熱、促進膽汁分泌、促進細胞再生、治療傷口與促進傷口癒合、促進淋巴系統流動、放鬆、醒腦、集中注意力、增強記憶力	肝、膽肺、大腸	上焦中焦	眉心輪心輪	任	孕婦幼兒禁用
藿香	倍半萜烯	止痙、放鬆、滋養肌膚、鼓舞情緒、驅蟲、提神、平衡情緒、催情	肝、膽肺、大腸腎、膀胱	上焦下焦	眉心輪臍輪海底輪	任督	無
迷迭香	單萜烯酮	殺菌、抑毒、消炎、止痛、促進新陳代謝、疏通活化血液、提神、增強記憶力、集中注意力	肝、膽脾、胃肺、大腸	上焦下焦	眉心輪臍輪	任督	高血壓患者慎用
百里香	單萜烯醇	殺菌、抑毒、強心、護膚、鼓舞情緒、提升免疫系統、集中注意力	肝、膽肺、大腸	上焦下焦	眉心輪喉輪腹輪海底輪	任督	百里酚百里香孕婦與幼兒慎用
牛膝草	氧化物	殺菌、抑毒、消炎、促進新陳代	肝、膽脾、胃	上焦下焦	眉心輪	任督	無

		謝、疏通活化血液、集中注意力、提神	肺、大腸		喉輪臍輪		
<td colspan="8" align="center">**桃金孃科**</td>							
白千層	氧化物	殺菌、抑毒、止咳化痰、解熱、提升免疫系統、促進呼吸系統循環、鎮靜神經肌肉疼痛、集中注意力、激勵	心、小腸肝、膽肺、大腸	上焦中焦	眉心輪喉輪	任	無
尤加利	單萜烯醛	殺菌、抑毒、消炎、止痛、驅蟲、激勵、提神、、增加活力恢復疲勞	肝、膽肺、大腸	上焦中焦	眉心輪腹輪臍輪	任	無
松紅梅	倍半萜烯	殺菌、抑毒、消炎、止癢、消腫、促進皮膚黏膜、上皮組織與肉芽組織再生、強化神經系統、安神、舒壓	肝、膽肺、大腸	上焦中焦	眉心輪心輪	督	無
香桃木	單萜烯	殺菌、化痰、止痛、驅風除濕、提升免疫系統、止痙、疏通活化血液、提神	肝、膽肺、大腸	上焦中焦	喉輪心輪	任	無
茶樹	單萜烯	殺菌、抑毒、消炎、止痛、驅蟲、止癢、提升免疫系統、疏通活化血液、排水、促進皮膚再生、安神、增加活力	肺、大腸	上焦	喉輪	任	無

松科							
冷杉	單萜烯	殺菌、消炎、止痙、促進腺體分泌、強化神經、平衡情緒、舒壓、稀釋黏液	肺、大腸	上焦	心輪	任	無
赤松	單萜烯	消炎、止痙、止痛、強化神經系統、疏通活化血液、提神、抗過敏	肝、膽肺、大腸	上焦中焦	眉心輪腹輪	任	無
高山松	單萜烯	消炎、止痙、止痛、強化神經系統、疏通活化血液、提神、抗過敏	肝、膽肺、大腸	上焦中焦	眉心輪腹輪	任	無
巨杉	單萜烯	殺菌、抑毒、消炎、止痙、止痛、提升免疫系統、解鬱、舒壓、提振精力	肝、膽肺、大腸	上焦中焦	眉心輪腹輪	任	無
樟科							
山雞椒	單萜烯醛	殺菌、抑毒、消炎、止痙、疏通活化血液、提神、集中注意力、護膚、促進皮膚新陳代謝、幫助消化	肝、膽肺、大腸脾、胃	上焦中焦	心輪腹輪	任	皮膚過敏
月桂	氧化物	殺菌、消炎、化痰、止痙、止痛、提神、鼓舞情緒、增加活力、平衡情緒	心、小腸肝、膽肺、大腸	上焦中焦	頂輪喉輪腹輪	任督	無
桉油樟	氧化物	殺菌、抑毒、消	肝、膽	上焦	喉輪	任	無

		炎、化痰、促進皮膚新陳代謝、提升免疫系統、調補肌肉神經系統、提神	肺、大腸	中焦	心輪		
花梨木	單萜烯醇	殺菌、抑毒、消炎、強心、提升免疫系統、護膚、提神、放鬆、平衡情緒	肝、膽肺、大腸腎、膀胱	中焦下焦	心輪海底輪	任督	無
菊科							
洋甘菊	倍半萜烯	殺菌、消炎、止痙、止痛、放鬆、安撫情緒、舒壓、解鬱、提神、助眠	心、小腸脾、胃肺、大腸	上焦下焦	眉心輪喉輪臍輪	任督	無
西洋耆草	倍半萜烯	殺菌、消炎、止痙、傷口結痂、放鬆、強化活力	肺、大腸	上焦	喉輪	任	無
橄欖科							
墨西哥沉香木	單萜烯醇	殺菌、抑毒、止痙、提升免疫系統、護膚、提神、放鬆、平衡情緒	心、小腸肝、膽肺、大腸	上焦中焦	眉心輪心輪	任督	無
木蘭科							
黃玉蘭	苯基酯	殺菌、止痙、止痛、放鬆、提升免疫系統、促進乳汁分泌、心靈和諧、抗沮喪、刺激感官、催情	心、小腸腎、膀胱	上焦下焦	頂輪海底輪	任督	無
安息香科							
安息香	苯基酯	殺菌、抑毒、止痙、消炎、抗氧	肝、膽肺、大腸	中焦	心輪	任	無

		化、除臭、促進上皮組織形成、和諧心靈、消除恐懼、放鬆					

薑科							
荳蔻	氧化物	殺菌、抑毒、化痰、止痙、促進消化、強化心臟功能、強化活力、提神、平衡情緒	肝、膽肺、大腸脾、胃	上焦中焦	喉輪心輪腹輪臍輪	任	無

鳶尾科							
鳶尾草	倍半萜烯酮	化痰、止咳、皮膚再生、肌膚保養、消除疤痕、驅蟲、抗黏膜組織發炎、傷口癒合、催情、平衡情緒、安撫心情愉悅	肺、大腸腎、膀胱	中焦下焦	心輪臍輪海底輪	任督	無

木樨科							
桂花	倍半萜烯	消炎、化痰、止痛、調理肌膚、提高皮膚新陳代謝功能、治療傷口、紓解焦慮、安神、平衡情緒、啟發靈感、開朗心情	心、小腸肺、大腸	上焦中焦	頂輪心輪	任督	無

豆科							
銀合歡	苯基酯	止痙、護膚、鼓舞情緒、平衡情緒、激發勇氣	肺、大腸	中焦	心輪	任	無
靈陵香	香豆素	止痛、止痙、暖	肺、大腸	中焦	心輪	任	無

豆		身、皮膚再生、疏通活化血液、調節賀爾蒙、安眠、放鬆、平衡情緒、鼓舞情緒、催情、強化活力、催乳	腎、膀胱	下焦	臍輪海底輪	督	
敗醬科							
甘松	倍半萜烯	殺菌、消炎、化痰、止痛、止癢、抗過敏、皮膚再生、疏通活化血液、滋養靜脈血管、調節賀爾蒙、放鬆、安撫心情愉悅、安眠、舒壓	心、小腸肺、大腸腎、膀胱	上焦中焦下焦	眉心輪心輪臍輪海底輪	任督	無
胡椒科							
黑胡椒	單萜烯	消炎、止痛、止痙、化痰、暖身、疏通活化血液、提高皮膚新陳代謝功能、鼓舞情緒、催情、強化活力、心靈重建	肺、大腸腎、膀胱	中焦下焦	心輪臍輪海底輪	任督	無
薔薇科							
玫瑰	單萜烯醇	殺菌、抑毒、消炎、止痙、提升免疫系統、促進淋巴活動、皮膚再生、傷口治療、安撫情緒、強化心臟與神	心、小腸肺、大腸腎、膀胱	中焦下焦	心輪臍輪海底輪	任督	無

		經、調節賀爾蒙、提神、平衡情緒、催情、舒壓和諧、開啟心靈					
牛尨牛兒科							
天竺葵	單萜烯醇	殺菌、抑毒、止痛、止痙、提升免疫系統、促進淋巴活動、調理皮膚與黏膜菌叢生態、治療傷口、安撫情緒、調節與強化心臟血管循環、調節血壓、調節賀爾蒙、消腫、平衡情緒、提神、和諧	肺、大腸腎、膀胱	中焦下焦	心輪臍輪海底輪	任督	無
檀香科							
檀香	倍半萜烯醇	殺菌、消炎、促進新陳代謝、促進淋巴活動、皮膚再生、通經絡、調節賀爾蒙、平衡情緒、提神、和諧、催情	心、小腸肝、膽肺、大腸腎、膀胱	上焦中焦下焦	頂輪眉心輪臍輪海底輪	任督	無
金縷梅科							
蘇合香	單萜烯	殺菌、抑毒、止痛、排水、止癢、驅蟲、安神、皮膚再生、強化活力	肺、大腸	中焦	心輪	任	無

蘭科							
香草	醛	殺菌、抑毒、止痛、止痙、消炎、安眠、平衡情緒、催情、心靈和諧	肝、膽、肺、大腸、腎、膀胱	中焦下焦	心輪臍輪	任	無
番荔枝科							
依蘭	苯基酯	止痛、止痙、護膚、調節免疫系統、消炎、止癢、細胞再生、傷口癒合、安撫、平衡情緒、鼓舞情緒、催情	肝、膽、肺、大腸、腎、膀胱	中焦下焦	心輪臍輪海底輪	任督	無

第二節　肺與大腸的經絡芳香理療實務操作手法

　　肺與大腸經主要針對呼吸循環系統與皮膚毛髮方面部份，操作手法如下：

（一）施作區段

1. 人體背部：至陽穴（橫膈膜）以上靈台穴至身柱穴

2. 人體背部：　命門穴至至陽穴

3. 人體正面：乳房以上的胸部（前胸）

4.　人體正面：乳房

（二）精油-以金系精油施作

1.　人體背部，至陽穴（橫膈膜）以上靈台穴至身柱穴之背部：在督脈（脊椎）滴三滴精油；兩肩頰骨處呈倒三角形方式，在三個頂角各滴一滴精油，以外展方式畫圓塗勻，與初級點油方式不同，重點為強化肺部機能。

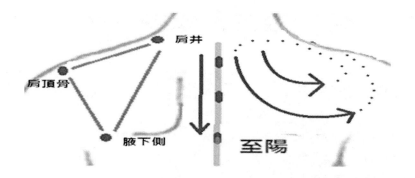

2.　人體背部：命門穴至陽穴在督脈（脊椎）滴三滴精油；身體兩側各滴三滴精油，以向外畫圓方式塗勻。

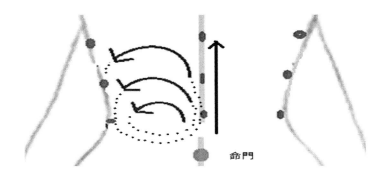

3. 人體正面：乳房以上的胸部（前胸）由下頸開始，在任脈滴上三滴精油；在肩井、肩外頂點處、腋下側，以呈倒三角形方式，在氣舍、雲門、中府穴各滴一滴精油，以畫圓方式塗勻。

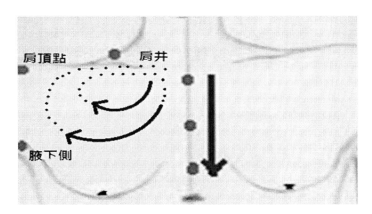

4. 人體正面：乳房精油依照乳房形狀（圓形）於圓周天谿、乳根、神封、膺窗穴點上精油，約 5-8 滴以畫圓方式塗勻。

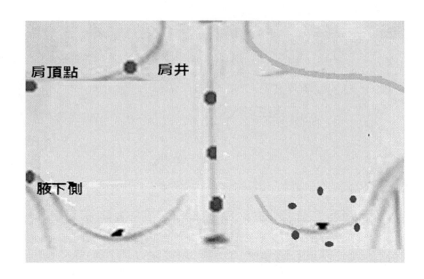

（三）手技

1. 人體背部：至陽穴（橫膈膜）以上，由下頸部開始，
   雙手五指併攏指腹以畫弧外展方式沿督脈，由上往下
   輕柔順滑

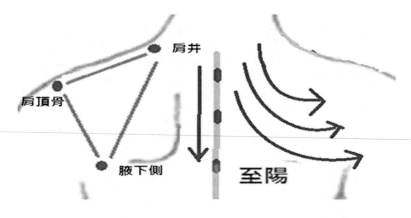

2. 人體背部：命門穴至至陽穴，雙手五指併攏指腹以畫弧外展方式沿督脈，由下向上力道適中順滑外展。

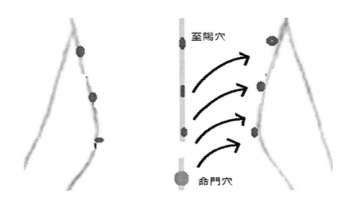

3. 人體正面：乳房以上的胸部（前胸）由鎖骨部開始，雙手五指併攏指腹以畫弧外展方式沿任脈，由上往下輕柔順滑。

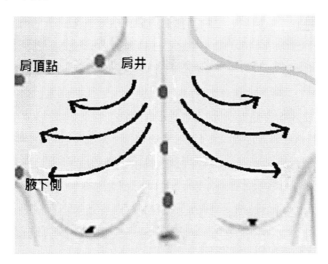

4. 人體正面：乳房左側乳房右手，五指併攏、手刀立掌置腋下側，左手由乳房外側由下向內（心臟）上、旋揉，最後至乳房上方翻掌蓋住乳房，掌心包覆乳頭；右側乳房換手操作。

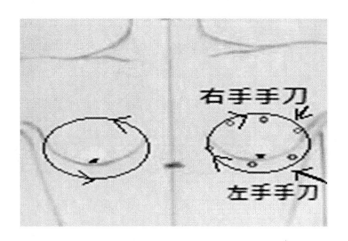

（四）力道

1. 人體背部：至陽穴（橫膈膜）以上。

2. 人體背部：命門穴至至陽穴。

3. 人體正面：乳房以上的胸部（前胸）。

4. 人體正面：乳房，切記不可刺激乳頭。

5.　橫膈膜以上手法輕柔和緩；橫膈膜以下手法順滑適中。

（五）次數

　　施作次數：每一部位二十次

第六章
腎與膀胱的經絡芳香
理療實務操作

　　腎經是足少陰經，屬陰，主荷爾蒙失調及心悸耳鳴；膀胱經是足太陽經，屬陽，主頭痛目花及神經痛。腎與膀胱經絡芳香理療的重點在泌尿生殖系統方面，其選穴、用油與實務操作手法分節説明如後。

第一節　腎與膀胱的選穴與用油

　　腎、膀胱-針對下背、下腹部泌尿生殖系統方面選穴，其位置與功效如下表：

腎、膀胱經絡芳香理療選穴功效		
穴名	位置	功效
腰俞	薦骨後正中線薦骨裂孔處	溫補下元、強化腰膝、祛濕通絡
命門	腰部後正中線上，第 2 腰椎棘突下方之凹陷處	固本培元、壯陽補腎、調理經氣、健腰強膝
曲骨	下腹部前正中線上，恥骨聯合上緣處	溫補腎陽、調經止帶
關元	下腹部前正中線上，臍中央向下 3 寸處	補腎壯陽、培元補氣、調理衡任、固腎培本
神闕	上腹部前正中線上，臍中央處	健運脾陽、回陽救逆、調和腸胃、開竅蘇厥、澀腸止瀉
氣海	下腹部前正中線上，臍中央向下 1.5 寸處	起陽補氣、補腎固精、調理下焦、補腎益氣、固精止遺
陰交	下腹部前正中線上，臍中央向下 1 寸處	調理經血、溫補下元

精油以五行歸經為腎、膀胱的水系精油為主，其主成分、功效和三焦七脈輪，任督關係，以及副作用如下表：

芸香科							
品名	主成分	功效	五行歸經	三焦	七脈	任督	副作用
甜橙	單萜烯	殺菌、抑毒、解熱、止痙、放鬆、提神、疏通活化血液和淋巴系統、提升免疫系統	肝、膽腎、膀胱	中焦下焦	心輪腹輪	任督	無
繖形花科							
胡蘿蔔籽	倍半萜烯醇	消炎、護膚、肌膚細胞再生、強化皮膚免疫系統、提高新陳代謝、調節賀爾蒙、平衡情緒	心、小腸腎、膀胱	下焦上焦	頂輪臍輪	督	無
白松香	單萜烯	殺菌、消炎、止痙、止痛、潰瘍、消腫、消除經痛	腎、膀胱	下焦	臍輪	任	無
歐芹	單萜烯氧化物	殺菌、消炎、抑毒、通經、強化神經	腎、膀胱	下焦	臍輪	任	幼兒孕婦禁用
唇形花科							
快樂鼠尾草	酯	殺菌、止痙、放鬆、平衡情緒、調節賀爾蒙、舒壓、催情、增加活力、啟發靈感	肝、膽腎、膀胱	上焦下焦	眉心輪臍輪海底輪	任督	無
藿香	倍半萜烯	止痙、放鬆、滋養肌膚、鼓舞情	肝、膽肺、大腸	上焦下焦	眉心輪	任督	無

		緒、驅蟲、提神、平衡情緒、催情	腎、膀胱		臍輪海底輪		
柏科							
杜松	單萜烯	殺菌、消炎、止痙、止痛、排水、利尿、疏通活化血液、幫助消化、增加活力、集中注意力、醒腦	肝、膽脾、胃	上焦中焦	頂輪眉心輪腹輪	任督	無
絲柏	單萜烯	殺菌、消炎、止痙、止痛、驅蟲、除臭、抗過敏、收斂傷口、擴張支氣管、收縮血管、調節賀爾蒙、提神、醒腦、集中注意力	心、小腸肝、膽腎、膀胱	上焦下焦	頂輪喉輪臍輪	任督	無
樟科							
肉桂（葉皮）	肉桂醛	殺菌、疏通活化血液、止痙、止痛、驅風除濕、暖化體溫、催情	肝、膽腎、膀胱	下焦	臍輪海底輪	任督	刺激皮膚黏膜
花梨木	單萜烯醇	殺菌、抑毒、消炎、強心、提升免疫系統、護膚、提神、放鬆、平衡情緒	肝、膽肺、大腸腎、膀胱	中焦下焦	心輪海底輪	任督	無
橄欖科							
欖香脂	單萜烯	殺菌、抑毒、消炎、促進上皮細胞形成、集中注意力、肌膚再生、傷口癒合、集中	腎、膀胱	下焦	海底輪	任督	無

		注意力、鼓舞情緒、強化心靈					
乳香	單萜烯	殺菌、抑毒、消炎、止痛、提升免疫系統、疏通活化血液、調節賀爾蒙、肌膚再生、傷口癒合、放鬆、啟發靈感、舒壓、解鬱、	心、小腸腎、膀胱	上焦下焦	頂輪海底輪	任督	無
沒藥	倍半萜烯氧化物	殺菌、抑毒、消炎、調節賀爾蒙、細胞再生、傷口癒合、止血、安神、啟發靈感、治療心靈創傷	心、小腸腎、膀胱	上焦下焦	頂輪臍輪海底輪	任督	無
禾本科							
玫瑰草	單萜烯醇	殺菌、抑毒、保護心血管循環系統、平衡免疫系統、滋養神經系統、護膚肌膚再生、舒壓、安撫情緒、強化活力	腎、膀胱	下焦	臍輪	任	無
岩蘭草	倍半萜烯	殺菌、消炎、滋養靜脈血管、提升免疫系統、止癢、化痰、護膚肌膚再生、調節賀爾蒙、安神、鼓舞情緒、心靈重建	腎、膀胱	下焦	臍輪海底輪	任督	無
木蘭科							
黃玉蘭	苯基酯	殺菌、止痙、止	心、小腸	上焦	頂輪	任	無

| | | 痛、放鬆、提升免疫系統、促進乳汁分泌、心靈和諧、抗沮喪、刺激感官、催情 | 腎、膀胱 | 下焦 | 海底輪 | 督 | |

半日花科							
岩玫瑰	單萜烯	殺菌、消炎、止痙、提升免疫系統、止血、驅蟲、疏通活化血液、護膚肌膚再生、鼓舞情緒、提神、平衡情緒	腎、膀胱	下焦	海底輪	任督	無

夾竹桃科							
緬梔	苯基酯	殺菌、消炎、抑毒、解熱、降血壓、驅風除濕、放鬆、平衡情緒、啟發靈感、挑逗催情	心、小腸腎、膀胱	上焦下焦	頂輪臍輪海底輪	任督	無

蝶形花科							
鷹爪豆	苯基酯	強心、利尿、止血、麻醉、收縮血管、驅風除濕、放鬆、護膚、高度鼓舞情緒、挑逗催情	心、小腸腎、膀胱	上焦中焦下焦	頂輪心輪臍輪海底輪	任督	無

薑科							
薑	倍半萜烯	殺菌、抑毒、排痰、滋養神經系統、安神、放鬆、護膚、鼓舞情緒、催情、強化活力	腎、膀胱	下焦	臍輪海底輪	任督	無

鳶尾科							
鳶尾草	倍半萜烯酮	化痰、止咳、皮膚再生、肌膚保養、消除疤痕、驅蟲、抗黏膜組織發炎、傷口癒合、催情、平衡情緒、安撫心情愉悅	肺、大腸腎、膀胱	中焦下焦	心輪臍輪海底輪	任督	無
木樨科							
茉莉	苯基酯	止痙、止癢、促進血液循環、幫助消化、止咳、化痰、皮膚再生、調節賀爾蒙、鼓舞情緒、心靈和諧、催情、紓解焦慮	心、小腸腎、膀胱	上焦下焦	頂輪臍輪海底輪	任督	無
豆科							
銀合歡	苯基酯	止痙、護膚、鼓舞情緒、平衡情緒、激發勇氣	肺、大腸	中焦	心輪	任	無
靈陵香豆	香豆素	止痛、止痙、暖身、皮膚再生、疏通活化血液、調節賀爾蒙、安眠、放鬆、平衡情緒、鼓舞情緒、催情、強化活力、催乳	肺、大腸腎、膀胱	中焦下焦	心輪臍輪海底輪	任督	無
敗醬科							
甘松	倍半萜烯	殺菌、消炎、化痰、止痛、止癢、抗過敏、皮膚再	心、小腸肺、大腸腎、膀胱	上焦中焦下焦	眉心輪心輪	任督	無

		生、疏通活化血液、滋養靜脈血管、調節賀爾蒙、放鬆、安撫心情愉悅、安眠、舒壓			臍輪海底輪		

胡椒科

黑胡椒	單萜烯	消炎、止痛、止痙、化痰、暖身、疏通活化血液、提高皮膚新陳代謝功能、鼓舞情緒、催情、強化活力、心靈重建	肺、大腸腎、膀胱	中焦下焦	心輪臍輪海底輪	任督	無

杜鵑花科

白珠樹	苯基酯	消炎、止痛、止痙、放鬆、催情	心、小腸腎、膀胱	上焦下焦	頂輪臍輪海底輪	任督	無

薔薇科

玫瑰	單萜烯醇	殺菌、抑毒、消炎、止痙、提升免疫系統、促進淋巴活動、皮膚再生、傷口治療、安撫情緒、強化心臟與神經、調節賀爾蒙、提神、平衡情緒、催情、舒壓和諧、開啟心靈	心、小腸肺、大腸腎、膀胱	中焦下焦	心輪臍輪海底輪	任督	無

牛尬牛兒科

天竺葵	單萜烯醇	殺菌、抑毒、止痛、止痙、提升	肺、大腸腎、膀胱	中焦下焦	心輪臍輪	任督	無

		免疫系統、促進淋巴活動、調理皮膚與黏膜菌叢生態、治療傷口、安撫情緒、調節與強化心臟血管循環、調節血壓、調節賀爾蒙、消腫、平衡情緒、提神、和諧			海底輪		
檀香科							
檀香	倍半萜烯醇	殺菌、消炎、促進新陳代謝、促進淋巴活動、皮膚再生、通經絡、調節賀爾蒙、平衡情緒、提神、和諧、催情	心、小腸肝、膽肺、大腸腎、膀胱	上焦中焦下焦	頂輪眉心輪臍輪海底輪	任督	無
蘭科							
香草	醛	殺菌、抑毒、止痛、止痙、消炎、安眠、平衡情緒、催情、心靈和諧	肝、膽肺、大腸腎、膀胱	中焦下焦	心輪臍輪	任	無
番荔枝科							
依蘭	苯基酯	止痛、止痙、護膚、調節免疫系統、消炎、止癢、細胞再生、傷口癒合、安撫、平衡情緒、鼓舞情緒、催情	肝、膽肺、大腸腎、膀胱	中焦下焦	心輪臍輪海底輪	任督	無

第二節　腎與膀胱的經絡芳香理療實務操作手法

　　腎、膀胱–針對下背、下腹部泌尿生殖系統方面，操作手法如下：

（一）施作區段

1. 人體背部：督脈（脊椎）命門穴以下、尾閭骨以上之下背部

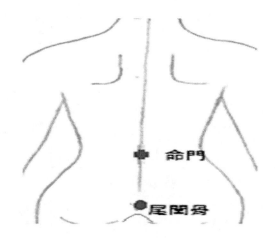

2. 人體正面：任脈神闕穴（臍中）以下、曲骨以上之下腹部

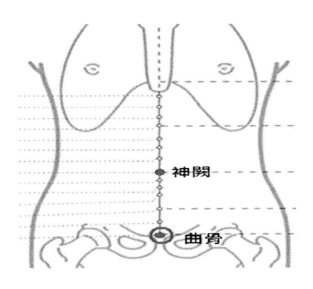

（二）精油-以水系精油施作

1. 背部：督脈（脊椎）尾閭骨、 腰俞穴、命門穴三處，
   各滴一精油，腰俞穴旁開兩側各滴一滴精油螺旋畫圓
   勻油。

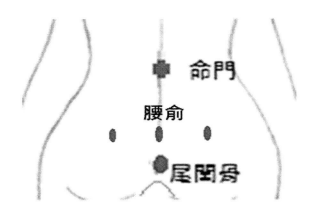

2. 正面：任脈曲骨穴、關元穴、神闕穴（臍中）三處，各滴一精油，關元穴旁開兩側各滴一滴精油螺旋畫圓勻油。

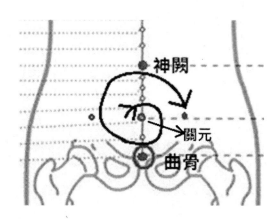

（三）手技（先左再右、由下向上）

1. 背部：督脈（脊椎）尾閭骨、腰俞穴、命門穴三處，以單手掌根定點旋轉揉壓按摩腰俞旁側外展到脅肋（一手固定、一手開展順滑）。

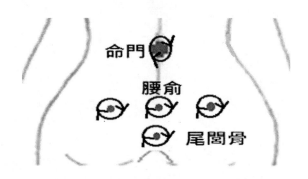

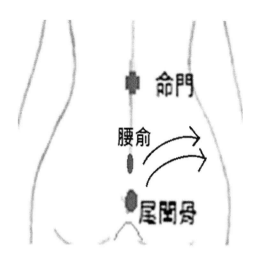

2. 正面：任脈曲骨穴、關元穴、神闕穴（臍中）三處，
   各滴一精油，關元穴旁開兩側以單手掌根定點旋轉揉
   壓按摩。

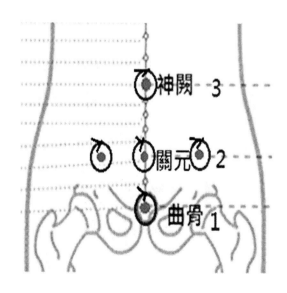

（四）力道

1.　人體背部：督脈（脊椎）命門穴以下、尾閭骨以上之
　　下背部力道用勁。

2.　人體正面：任脈神闕穴（臍中）以下、曲骨以上之下
　　腹部力道用勁。

（五）次數

　　施作次數：每一部位二十次

第七章
上焦的經絡芳香
理療實務操作

上焦包括了頭、胸、心與肺等器官，上焦如霧，上焦部位在膈以上，屬清陽之分，其氣如霧，所以關於上焦經絡芳香理療的重點在頭、胸、心與肺等器官相關經絡系統方面其選穴、用油與實務操作手法分節說明如後。

第一節　上焦的選穴與用油

上焦針對頭、胸、心與肺等器官相關經絡系統方面選穴，其位置與功效如下表：

上焦經絡芳香理療選穴功效		
穴名	位置	功效
通里（心-絡穴）	前臂掌側面，腕橫紋（神門）上1寸，尺側屈腕肌腱橈側緣凹陷處	寧心安神
列缺（肺-絡穴；八脈八穴之一，通任脈）	前臂橈側緣，橈骨莖突上方，腕橫紋上 1.5 寸處，當肱橈肌與拇長展肌腱之間	宣肺疏風、通經活絡、通調任脈
內關（心包-絡穴；八脈八穴之一，通陰維脈）	前臂掌側，腕橫紋上 2 寸，掌長肌腱與橈側屈腕肌腱之間，當曲澤與大陵的連線上	寧心安神、鎮靜止痛、理氣和胃
外關（三焦-絡穴；八脈八穴之一，通陽維脈）	前臂背側面腕背橫紋後 2 寸，尺骨與橈骨之間，當陽池與肘尖的連線上	疏風清熱、通利脇肋
會宗（三焦-郄穴）	前臂背側面腕背橫紋後 3 寸，尺骨橈側緣凹陷處，當支溝尺	清熱開鬱、疏通經氣

	側旁五分	
郄門（心包-郄穴）	前臂掌側，腕橫紋上 5 寸，當曲澤與大陵的連線上	寧心安神、清營涼血
合谷（大腸-元穴）	手背第 1～2 掌骨間，第 2 掌骨橈側的中點處	鎮痛安神、疏風解表、通經活絡
腕骨（小腸-元穴）	手掌尺側赤白肉際，第 5 掌骨基底與三角骨間凹陷處	散風舒筋、祛溼清熱
神門（心-元穴）	腕部腕掌橫紋上，尺側屈腕肌腱橈側凹陷處，當豌豆骨後方	寧心安神、養陰固表
大陵（心包-元穴）	腕掌橫紋中點，當掌長肌與橈側屈腕肌腱之間凹陷處	清心寧神、和胃寬胸
太淵（肺-元穴）	腕掌側橫紋橈側，橈動脈搏動處。當橈骨莖突與舟狀骨間，即橈側屈腕肌腱與拇長展肌腱之間	祛風清肺、止咳化痰
陽池（三焦-元穴）	腕背橫紋上，當伸指肌腱尺側緣凹陷處，第 4、第 5 掌骨間隙上方	疏風散熱、舒筋活絡
陰郄（心-郄穴）	前臂掌側，腕橫紋上 0.5 寸，尺側屈腕肌腱橈側凹陷處。當神門上 5 分	寧心安神、滋陰養血
養老（小腸-郄穴）	前臂內側後方，即尺骨小頭近端橈側凹陷處，腕背橫紋上 1 寸處	舒筋明目
溫溜（大腸-郄穴）	前臂外側後方橈側，腕背橫紋上 5 寸處。屈肘，當陽谿與曲池連線上，陽谿上 5 寸	清熱解毒、調理腸胃
孔最（肺-郄穴）	前臂掌面橈側，尺澤與太淵的連線上，腕橫紋上 7 寸處	理氣潤肺、清熱止血

　　精油以三焦歸經為上焦的精油為主，其主成分、功效和三焦七脈輪，任督關係，以及副作用如下表：

芸 香 科							
品名	主成分	功效	五行歸經	三焦	七脈	任督	副作用
阿米香樹	倍半萜烯醇	疏通活化靜脈、疏通淋巴系統、提升免疫系統、安神、舒壓	心、小腸	上焦	頂輪	督	無
佛手柑	酯	殺菌、抑毒、解熱、止痙、安眠、舒鬱、健胃、提升免疫系統	心、小腸肝、膽脾、胃	上焦中焦	心輪臍輪	任督	光過敏
葡萄柚	單萜烯	殺菌、止咳、解熱、止痙、活血、舒鬱、提神、利尿、提升免疫系統	心、小腸肝、膽	上焦中焦	眉心輪喉輪	任	無
橙花	單萜烯醇	殺菌、抑毒、解熱、止痙、止癢、放鬆、提神、提升免疫系統	心、小腸肝、膽肺、大腸	上焦中焦	眉心輪心輪腹輪	任督	無
苦橙	單萜烯	消炎、鎮靜、止痙、疏通活化血液、幫助消化、安眠、放鬆、調節血壓、提升免疫系統	肝、膽脾、胃	上焦中焦	心輪腹輪	任督	無
桔葉	苯基酯	消炎、放鬆、止痙、舒壓、安眠、鎮靜	肝、膽	上焦	心輪	督	無
繖 形 花 科							
歐白芷根	單萜烯	殺菌、消炎、止痙、健胃、提升免疫系統、疏通活化血液、鎮靜、舒鬱	肝、膽脾、胃	上焦中焦	眉心輪臍輪	任	光過敏
胡蘿蔔籽	倍半萜烯醇	消炎、護膚、肌膚細胞再生、強化皮膚免疫系統、提高新陳代謝、調節賀爾蒙、平衡情緒	心、小腸腎、膀胱	下焦上焦	頂輪臍輪	督	無

芫荽籽	單萜烯醇	殺菌、消炎、健胃、緩解疼痛、護膚、鎮靜、提神、平衡情緒	心、小腸脾、胃	上焦中焦	頂輪臍輪	任督	無
唇形花科							
羅勒	單萜烯醇	殺菌、消炎、止痙、促進消化機能、護膚、放鬆、鎮靜、安眠、提升免疫系統、強化神經系統	心、小腸脾、胃	上焦中焦	頂輪臍輪	任督	無
薄荷	單萜烯醇	殺菌、抑毒、解熱、止痙、疏通活化血液、提升免疫系統、護膚、驅蟲、提神、放鬆、平衡情緒、安眠、舒鬱	心、小腸脾、胃	上焦中焦	眉心輪腹輪臍輪	任督	無
薰衣草	酯	殺菌、抑毒、疏通活化血液、提升免疫系統、細胞再生、放鬆、平衡情緒、滋養肌肉組織	心、小腸肝、膽	上焦	頂輪喉輪心輪	任督	無
馬鬱蘭	單萜烯	殺菌、止痛、鎮靜、平衡情緒、滋養副交感神經系統、療養呼吸系統	肝、膽肺、大腸	上焦	眉心輪喉輪	任督	無
香蜂草	倍半萜烯	殺菌、抑毒、消炎、止痙、止痛、鎮靜、強心、調節血壓、提神、放鬆、平衡情緒	心、小腸肝、膽	上焦中焦	心輪腹輪	督	無
快樂鼠尾草	酯	殺菌、止痙、放鬆、平衡情緒、調節賀爾蒙、舒壓、催情、增加活力、啟發靈感	肝、膽腎、膀胱	上焦下焦	眉心輪臍輪海底輪	任督	無
鼠尾草	單萜烯酮	殺菌、解熱、促進膽汁分泌、促進細	肝、膽肺、大腸	上焦中焦	眉心輪　心	任	孕婦幼兒禁用

		再生、治療傷口與促進傷口癒合、促進淋巴系統流動、放鬆、醒腦、集中注意力、增強記憶力			輪		
藿香	倍半萜烯	止痙、放鬆、滋養肌膚、鼓舞情緒、驅蟲、提神、平衡情緒、催情	肝、膽肺、大腸腎、膀胱	上焦下焦	眉心輪臍輪海底輪	任督	無
迷迭香	單萜烯酮	殺菌、抑毒、消炎、止痛、促進新陳代謝、疏通活化血液、提神、增強記憶力、集中注意力	肝、膽脾、胃肺、大腸	上焦下焦	眉心輪臍輪	任督	高血壓患者慎用
百里香	單萜烯醇	殺菌、抑毒、強心、護膚、鼓舞情緒、提升免疫系統、集中注意力	肝、膽肺、大腸	上焦下焦	眉心輪喉輪腹輪海底輪	任督	百里酚百里香孕婦與幼兒慎用
牛膝草	氧化物	殺菌、抑毒、消炎、促進新陳代謝、疏通活化血液、集中注意力、提神	肝、膽脾、胃肺、大腸	上焦下焦	眉心輪喉輪臍輪	任督	無
桃金孃科							
西印度月桂	丁香酚	殺菌、抑毒、消炎、止痙、止痛、促進新陳代謝、疏通活化血液、提升免疫系統、激勵、鼓舞情緒	心、小腸肝、膽脾、胃	上焦下焦	頂輪喉輪腹輪臍輪	任督	無
白千層	氧化物	殺菌、抑毒、止咳化痰、解熱、提升免疫系統、促進呼吸系統循環、鎮靜神經	心、小腸肝、膽肺、大腸	上焦中焦	眉心輪喉輪	任	無

		肌肉疼痛、集中注意力、激勵					
尤加利	單萜烯醛	殺菌、抑毒、消炎、止痛、驅蟲、激勵、提神、增加活力恢復疲勞	肝、膽肺、大腸	上焦中焦	眉心輪腹輪臍輪	任	無
松紅梅	倍半萜烯	殺菌、抑毒、消炎、止癢、消腫、促進皮膚黏膜、上皮組織與肉芽組織再生、強化神經系統、安神、舒壓	肝、膽肺、大腸	上焦中焦	眉心輪心輪	督	無
香桃木	單萜烯	殺菌、化痰、止痛、驅風除濕、提升免疫系統、止痙、疏通活化血液、提神	肝、膽肺、大腸	上焦中焦	喉輪心輪	任	無
茶樹	單萜烯	殺菌、抑毒、消炎、止痛、驅蟲、止癢、提升免疫系統、疏通活化血液、排水、促進皮膚再生、安神、增加活力	肺、大腸	上焦	喉輪	任	無
松科							
冷杉	單萜烯	殺菌、消炎、止痙、促進腺體分泌、強化神經、平衡情緒、舒壓、稀釋黏液	肺、大腸	上焦	心輪	任	無
赤松	單萜烯	消炎、止痙、止痛、強化神經系統、疏通活化血液、提神、抗過敏	肝、膽肺、大腸	上焦中焦	眉心輪腹輪	任	無
高山松	單萜烯	消炎、止痙、止痛、強化神經系統、疏通活化血液、提神、抗過敏	肝、膽肺、大腸	上焦中焦	眉心輪腹輪	任	無

巨杉	單萜烯	殺菌、抑毒、消炎、止痙、止痛、提升免疫系統、解鬱、舒壓、提振精力	肝、膽肺、大腸	上焦中焦	眉心輪腹輪	任	無
雪松	倍半萜烯	消炎、止痛、驅蟲、止癢、稀釋黏液、提神、抗過敏、解鬱、鼓舞情緒	心、小腸肝、膽脾、胃	上焦中焦	喉輪心輪腹輪	任	無
柏科							
杜松	單萜烯	殺菌、消炎、止痙、止痛、排水、利尿、疏通活化血液、幫助消化、增加活力、集中注意力、醒腦	肝、膽脾、胃	上焦中焦	頂輪眉心輪腹輪	任督	無
絲柏	單萜烯	殺菌、消炎、止痙、止痛、驅蟲、除臭、抗過敏、收斂傷口、擴張支氣管、收縮血管、調節賀爾蒙、提神、醒腦、集中注意力	心、小腸肝、膽腎、膀胱	上焦下焦	頂輪喉輪臍輪	任督	無
樟科							
山雞椒	單萜烯醛	殺菌、抑毒、消炎、止痙、疏通活化血液、提神、集中注意力、護膚、促進皮膚新陳代謝、幫助消化	肝、膽肺、大腸脾、胃	上焦中焦	心輪腹輪	任	皮膚過敏
月桂	氧化物	殺菌、消炎、化痰、止痙、止痛、提神、鼓舞情緒、增加活力、平衡情緒	心、小腸肝、膽肺、大腸	上焦中焦	頂輪喉輪腹輪	任督	無
桉油樟	氧化物	殺菌、抑毒、消炎、化痰、促進皮膚新陳代謝、提升免疫	肝、膽肺、大腸	上焦中焦	喉輪心輪	任	無

		系統、調補肌肉神經系統、提神					
		菊科					
龍艾	醚	殺菌、抑毒、提升免疫系統、止痙、促進膽汁分泌幫助消化、放鬆、安撫情緒	心、小腸脾、胃	上焦中焦	眉輪心輪臍輪	任督	無
洋甘菊	倍半萜烯	殺菌、消炎、止痙、止痛、放鬆、安撫情緒、舒壓、解鬱、提神、助眠	心、小腸脾、胃肺、大腸	上焦下焦	眉輪心輪喉輪臍輪	任督	無
西洋耆草	倍半萜烯	殺菌、消炎、止痙、傷口結痂、放鬆、強化活力	肺、大腸	上焦	喉輪	任	無
		橄欖科					
墨西哥沉香木	單萜烯醇	殺菌、抑毒、止痙、提升免疫系統、護膚、提神、放鬆、平衡情緒	心、小腸肝、膽肺、大腸	上焦中焦	眉輪心輪	任督	無
乳香	單萜烯	殺菌、抑毒、消炎、止痛、提升免疫系統、疏通活化血液、調節賀爾蒙、肌膚再生、傷口癒合、放鬆、啟發靈感、舒壓、解鬱、	心、小腸腎、膀胱	上焦下焦	頂輪海底輪	任督	無
沒藥	倍半萜烯氧化物	殺菌、抑毒、消炎、調節賀爾蒙、細胞再生、傷口癒合、止血、安神、啟發靈感、治療心靈創傷	心、小腸腎、膀胱	上焦下焦	頂輪臍輪海底輪	任督	無
		木蘭科					
黃玉蘭	苯基酯	殺菌、止痙、止痛、放鬆、提升免疫系	心、小腸腎、膀胱	上焦下焦	頂輪海底	任督	

		統、促進乳汁分泌、心靈和諧、抗沮喪、刺激感官、催情			輪		

馬鞭草科							
檸檬馬鞭草	單萜烯醇	殺菌、消炎、止痙、提升免疫系統、強化精神、消除恐懼、幫助消化、鼓舞情緒、集中注意力	肝、膽脾、胃	中焦	腹輪	任	無

夾竹桃科							
緬梔	苯基酯	殺菌、消炎、抑毒、解熱、降血壓、驅風除濕、放鬆、平衡情緒、啟發靈感、挑逗催情	心、小腸腎、膀胱	上焦下焦	頂輪臍輪海底輪	任督	無

蝶形花科							
鷹爪豆	苯基酯	強心、利尿、止血、麻醉、收縮血管、驅風除濕、放鬆、護膚、高度鼓舞情緒、挑逗催情	心、小腸腎、膀胱	上焦中焦下焦	頂輪心輪臍輪海底輪	任督	無

薑科							
荳蔻	氧化物	殺菌、抑毒、化痰、止痙、促進消化、強化心臟功能、強化活力、提神、平衡情緒	肝、膽肺、大腸脾、胃	上焦中焦	喉輪心輪腹輪臍輪	任	無

木樨科							
茉莉	苯基酯	止痙、止癢、促進血液循環、幫助消化、止咳、化痰、皮膚再生、調節賀爾蒙、鼓舞情緒、心靈和諧、	心、小腸腎、膀胱	上焦下焦	頂輪臍輪海底輪	任督	無

		催情、紓解焦慮					
桂花	倍半萜烯	消炎、化痰、止痛、調理肌膚、提高皮膚新陳代謝功能、治療傷口、紓解焦慮、安神、平衡情緒、啟發靈感、開朗心情	心、小腸肺、大腸	上焦中焦	頂輪心輪	任督	無
			敗醬科				
甘松	倍半萜烯	殺菌、消炎、化痰、止痛、止癢、抗過敏、皮膚再生、疏通活化血液、滋養靜脈血管、調節賀爾蒙、放鬆、安撫心情愉悅、安眠、舒壓	心、小腸肺、大腸腎、膀胱	上焦中焦下焦	眉心輪心輪臍輪海底輪	任督	無
			杜鵑花科				
杜鵑	單萜烯	消炎、止痛、疏通活化血液、提升免疫系統、驅風除濕、醒腦、心靈重建	心、小腸	上焦	頂輪	督	無
白珠樹	苯基酯	消炎、止痛、止痙、放鬆、催情	心、小腸腎、膀胱	上焦下焦	頂輪臍輪海底輪	任督	無
			檀香科				
檀香	倍半萜烯醇	殺菌、消炎、促進新陳代謝、促進淋巴活動、皮膚再生、通經絡、調節賀爾蒙、平衡情緒、提神、和諧、催情	心、小腸肝、膽肺、大腸腎、膀胱	上焦中焦下焦	頂輪眉心輪臍輪海底輪	任督	無

第二節　上焦的經絡芳香理療實務操作手法

　　上焦之氣清輕，手法要柔；以柔為主，力道輕緩。上焦針對頭、胸、心與肺等器官相關經絡系統方面，上焦經絡芳香理療針對重點穴位、元穴與郄穴，操作手法如下：

（一）施作區段

1. 掌後肘前部位：通里、列缺、內關、外關、會宗、郄門諸穴。

2. 腕至掌部位：合谷、腕骨、神門、大陵、太淵、陽池、陰郄、養老、溫溜、孔最諸穴。

（二）精油-以上焦精油施作

1. 掌後肘前部位：通里、列缺、內關、外關、會宗、郄門諸穴各滴一滴精油螺旋畫圓勻油。

2. 腕至掌部位：合谷、腕骨、神門、大陵、太淵、陽池、陰郄、養老、溫溜、孔最諸穴各滴一精油螺旋畫圓勻

油。

（三）手技（先左再右、由下向上）

1. 掌後肘前部位：穴位施作順序通里（心-絡穴）→列缺
   （肺-絡穴；八脈八穴之一，通任脈）→內關（心包-絡
   穴；八脈八穴之一，通陰維脈）→外關（三焦-絡穴；
   八脈八穴之一，通陽維脈）→會宗（三焦-郄穴）→郄
   門（心包-郄穴），以拇指固定穴位上輕柔。

2. 腕至掌部位：穴位施作順序合谷（大腸-元穴）→腕骨
   （小腸-元穴）→神門（心-元穴）→大陵（心包-元穴）
   →太淵（肺-元穴）→陽池（三焦-元穴）→陰郄（心-
   郄穴）→養老（小腸-郄穴）→溫溜（大腸-郄穴）→孔
   最（肺-郄穴）合谷（大腸-元穴）→腕骨（小腸-元穴）
   →神門（心-元穴）→大陵（心包-元穴）→太淵（肺-
   元穴）→陽池（三焦-元穴）→陰郄（心-郄穴）→養老
   （小腸-郄穴）→溫溜（大腸-郄穴）→孔最（肺-郄穴），
   以拇指固定穴位上輕柔。

（四）力道

　1. 掌後肘前部位：力道輕緩柔和。

　2. 腕至掌部位：力道輕緩柔和。

（五）次數

　　施作次數：每一穴位十次

第八章
中焦的經絡芳香
理療實務操作

　　中焦包括心肺以下與肚臍以上的腹部和脾、胃等器官，中焦如漚，中焦屬膈下臍上，是水穀之區，停留如漚，所以關於中焦經絡芳香理療的重點在心肺以下與肚臍以上的腹部和脾、胃等器官相關經絡系統方面，其選穴、用油與實務操作手法分節說明如後。

第一節　中焦的選穴與用油

　　中焦針對心肺以下與肚臍以上的腹部和脾、胃等器官相關經絡系統方面選穴，其位置與功效如下表：

中焦經絡芳香理療選穴功效		
穴名	位置	功效
足三里（胃-合穴）	小腿前外側，外膝眼（犢鼻）下 3 寸，脛骨前緣外一橫指（中指）處，當脛骨前肌中，犢鼻與解谿的連線上	健脾和胃、扶正培元、疏風化溼、通經活絡
委中（膀胱-合穴）	膝彎膕窩橫紋中點，當股二頭肌腱與半腱肌腱之間凹陷處	涼血泄熱、疏筋通絡、祛風除溼、通利腰膝
京門（膽-腎臟募穴）	側腰部，第 12 肋游離端下方凹陷處，前距章門約一寸八分，後略平志室	益腎利水
章門（肝-脾臟募穴；臟會；肝、膽交	側腹部第 11 肋游離端下方；當上肢合腋屈肘、中指端置	疏肝健脾、活血利溼、活血化瘀

	耳垂時肘尖所止處	
會穴）		
日月（膽-膽募穴；脾、膽、陽維交會穴）	脇肋部，乳頭直下，第 7 肋間隙凹陷處，距腹正中線 4 寸	降逆利膽
期門（肝-肝臟募穴；脾、肝、陰維交會穴）	胸部，乳頭直下，第 6 肋間隙凹陷處，距前正中線 4 寸	疏肝調脾、理氣活血、活血化瘀
厥陰俞（膀胱-心包俞穴）	背部第 4 胸椎（T4）棘突下緣同高，旁開 1.5 寸處	寧心安神、利氣寬胸
膈俞（膀胱-俞穴；血會）	背部第 7 胸椎（T7）棘突下緣同高（至陽），旁開 1.5 寸處，約與肩胛骨下角相平	和血理氣、和胃寬胸
三焦俞（膀胱-俞穴）	腰部第 1 腰椎（L1）棘突下緣同高（懸樞），旁開 1.5 寸處	調理三焦、通利水道
胃俞（膀胱-俞穴）	背部第 12 胸椎（T12）棘突下緣同高，旁開 1.5 寸處	健脾和胃、消積去滯、和胃降逆
脾俞（膀胱-俞穴）	背部第 11 胸椎（T11）棘突下緣同高，旁開 1.5 寸處	健脾化溼
膽俞（膀胱-俞穴）	背部第 10 胸椎（T10）棘突下緣同高（中樞），旁開 1.5 寸處	清肝利膽、利氣清熱
肝俞（膀胱-俞穴）	背部第 9 胸椎（T9）棘突下緣同高（筋縮），旁開 1.5 寸處	疏肝利膽、清頭明目
天樞（胃-大腸募穴）	腹中部，臍中旁 2 寸，腹直肌中	調理腸胃、理氣和胃

精油以三焦歸經為中焦的精油為主，其主成分、功效和

三焦七脈輪，任督關係，以及副作用如下表：

芸香科							
品名	主成分	功效	五行歸經	三焦	七脈	任督	副作用
佛手柑	酯	殺菌、抑毒、解熱、止痙、安眠、舒鬱、健胃、提升免疫系統	心、小腸肝、膽脾、胃	上焦中焦	心輪臍輪	任督	光過敏
葡萄柚	單萜烯	殺菌、止咳、解熱、止痙、活血、舒鬱、提神、利尿、提升免疫系統	心、小腸肝、膽	上焦中焦	眉心輪喉輪	任	無
萊姆	單萜烯	殺菌、消炎、解熱、活血、舒鬱、提神、提升免疫系統	肝、膽肺、大腸	中焦	腹輪	任	無
橘	單萜烯	殺菌、止痙、安眠、舒鬱、疏通活化血液、提升免疫系統、促進淋巴排毒	肝、膽	中焦	腹輪	任	無
橙花	單萜烯醇	殺菌、抑毒、解熱、止痙、止癢、放鬆、提神、提升免疫系統	心、小腸肝、膽肺、大腸	上焦中焦	眉心輪心輪腹輪	任督	無
甜橙	單萜烯	殺菌、抑毒、解熱、止痙、放鬆、提神、疏通活化血液和淋巴系統、提升免疫系統	肝、膽腎、膀胱	中焦下焦	心輪腹輪	任督	無
苦橙	單萜烯	消炎、鎮靜、止痙、疏通活化血液、幫助消化、安眠、放鬆、調節血壓、提升	肝、膽脾、胃	上焦中焦	心輪腹輪	任督	無

		免疫系統					
檸檬	單萜烯	殺菌、消炎、解熱、提神	脾、胃	中焦	臍輪	任	光過敏
繖形花科							
歐白芷根	單萜烯	殺菌、消炎、止痙、健胃、提升免疫系統、疏通活化血液、鎮靜、舒鬱	肝、膽脾、胃	上焦中焦	眉心輪臍輪	任	光過敏
洋茴香籽	醚	殺菌、止痙、健胃、刺激腸蠕動、促進膽汁與乳汁分泌、提神、放鬆、鎮靜	脾、胃	中焦	臍輪	任	無
茴香	醚	殺菌、止痙、健胃、刺激腸蠕動、促進膽汁與乳汁分泌、提神、放鬆、鎮靜	肝、膽脾、胃	中焦	腹輪臍輪	任	無
芫荽籽	單萜烯醇	殺菌、消炎、健胃、緩解疼痛、護膚、鎮靜、提神、平衡情緒	心、小腸脾、胃	上焦中焦	頂輪臍輪	任督	無
唇形花科							
羅勒	單萜烯醇	殺菌、消炎、止痙、促進消化機能、護膚、放鬆、鎮靜、安眠、提升免疫系統、強化神經系統	心、小腸脾、胃	上焦中焦	頂輪臍輪	任督	無
薄荷	單萜烯醇	殺菌、抑毒、解熱、止痙、疏通活化血液、提升免疫系統、護膚、驅蟲、提神、放鬆、平衡情緒、安眠、舒鬱	心、小腸脾、胃	上焦中焦	眉心輪腹輪臍輪	任督	無
香蜂草	倍半萜烯	殺菌、抑毒、消炎、止痙、止痛、鎮靜、強心、調節血壓、提	心、小腸肝、膽	上焦中焦	心輪腹輪	督	無

		神、放鬆、平衡情緒					
鼠尾草	單萜烯酮	殺菌、解熱、促進膽汁分泌、促進細胞再生、治療傷口與促進傷口癒合、促進淋巴系統流動、放鬆、醒腦、集中注意力、增強記憶力	肝、膽肺、大腸	上焦中焦	眉心輪 心輪	任	孕婦幼兒禁用

桃金孃科

白千層	氧化物	殺菌、抑毒、止咳化痰、解熱、提升免疫系統、促進呼吸系統循環、鎮靜神經肌肉疼痛、集中注意力、激勵	心、小腸肝、膽肺、大腸	上焦中焦	眉心輪 喉輪	任	無
尤加利	單萜烯醛	殺菌、抑毒、消炎、止痛、驅蟲、激勵、提神、增加活力恢復疲勞	肝、膽肺、大腸	上焦中焦	眉心輪 腹輪 臍輪	任	無
松紅梅	倍半萜烯	殺菌、抑毒、消炎、止癢、消腫、促進皮膚黏膜、上皮組織與肉芽組織再生、強化神經系統、安神、舒壓	肝、膽肺、大腸	上焦中焦	眉心輪 心輪	督	無
香桃木	單萜烯	殺菌、化痰、止痛、驅風除濕、提升免疫系統、止痙、疏通活化血液、提神	肝、膽肺、大腸	上焦中焦	喉輪 心輪	任	無

松科

赤松	單萜烯	消炎、止痙、止痛、強化神經系統、疏通活化血液、提神、抗過敏	肝、膽肺、大腸	上焦中焦	眉心輪 腹輪	任	無
高山松	單萜烯	消炎、止痙、止痛、	肝、膽	上焦	眉心	任	無

		強化神經系統、疏通活化血液、提神、抗過敏	肺、大腸	中焦	輪腹輪		
巨杉	單萜烯	殺菌、抑毒、消炎、止痙、止痛、提升免疫系統、解鬱、舒壓、提振精力	肝、膽肺、大腸	上焦中焦	眉心輪腹輪	任	無
雪松	倍半萜烯	消炎、止痛、驅蟲、止癢、稀釋黏液、提神、抗過敏、解鬱、鼓舞情緒	心、小腸肝、膽脾、胃	上焦中焦	喉輪心輪腹輪	任	無
柏科							
杜松	單萜烯	殺菌、消炎、止痙、止痛、排水、利尿、疏通活化血液、幫助消化、增加活力、集中注意力、醒腦	肝、膽脾、胃	上焦中焦	頂輪眉心輪腹輪	任督	無
樟科							
山雞椒	單萜烯醛	殺菌、抑毒、消炎、止痙、疏通活化血液、提神、集中注意力、護膚、促進皮膚新陳代謝、幫助消化	肝、膽肺、大腸脾、胃	上焦中焦	心輪腹輪	任	皮膚過敏
月桂	氧化物	殺菌、消炎、化痰、止痙、止痛、提神、鼓舞情緒、增加活力、平衡情緒	心、小腸肝、膽肺、大腸	上焦中焦	頂輪喉輪腹輪	任督	無
桉油樟	氧化物	殺菌、抑毒、消炎、化痰、促進皮膚新陳代謝、提升免疫系統、調補肌肉神經系統、提神	肝、膽肺、大腸	上焦中焦	喉輪心輪	任	無
花梨木	單萜烯醇	殺菌、抑毒、消炎、強心、提升免疫系	肝、膽肺、大腸	中焦下焦	心輪海底	任督	無

		統、護膚、提神、放鬆、平衡情緒	腎、膀胱		輪		
菊科							
龍艾	醚	殺菌、抑毒、提升免疫系統、止痙、促進膽汁分泌幫助消化、放鬆、安撫情緒	心、小腸脾、胃	上焦中焦	眉心輪臍輪	任督	無
永久花	酯	消炎、化痰、止痙、消腫、平衡情緒、促進細胞再生傷口癒合、排除淋巴瘀阻促進排毒、放鬆、安撫情緒	心、小腸肝、膽	中焦	心輪	任	無
橄欖科							
墨西哥沉香木	單萜烯醇	殺菌、抑毒、止痙、提升免疫系統、護膚、提神、放鬆、平衡情緒	心、小腸肝、膽肺、大腸	上焦中焦	眉心輪心輪	任督	無
沒藥	倍半萜烯氧化物	殺菌、抑毒、消炎、調節賀爾蒙、細胞再生、傷口癒合、止血、安神、啟發靈感、治療心靈創傷	心、小腸腎、膀胱	上焦下焦	頂輪臍輪海底輪	任督	無
禾本科							
檸檬香茅	單萜烯醛	殺菌、抑毒、消炎、止痛、驅蟲、提升免疫系統、促進消化、集中注意力、提神、強化活力	肝、膽	中焦	腹輪	任	無
馬鞭草科							
檸檬馬鞭草	單萜烯醇	殺菌、消炎、止痙、提升免疫系統、強化精神、消除恐懼、幫助消化、鼓舞情	肝、膽脾、胃	中焦	腹輪	任	無

		緒、集中注意力					
蝶形花科							
鷹爪豆	苯基酯	強心、利尿、止血、麻醉、收縮血管、驅風除濕、放鬆、護膚、高度鼓舞情緒、挑逗催情	心、小腸腎、膀胱	上焦中焦下焦	頂輪心輪臍輪海底輪	任督	無
安息香科							
安息香	苯基酯	殺菌、抑毒、止痙、消炎、抗氧化、除臭、促進上皮組織形成、和諧心靈、消除恐懼、放鬆	肝、膽肺、大腸	中焦	心輪	任	無
薑科							
荳蔻	氧化物	殺菌、抑毒、化痰、止痙、促進消化、強化心臟功能、強化活力、提神、平衡情緒	肝、膽肺、大腸脾、胃	上焦中焦	喉輪心輪腹輪臍輪	任	無
鳶尾科							
鳶尾草	倍半萜烯酮	化痰、止咳、皮膚再生、肌膚保養、消除疤痕、驅蟲、抗黏膜組織發炎、傷口癒合、催情、平衡情緒、安撫心情愉悅	肺、大腸腎、膀胱	中焦下焦	心輪臍輪海底輪	任督	無
木樨科							
桂花	倍半萜烯	消炎、化痰、止痛、調理肌膚、提高皮膚新陳代謝功能、治療傷口、紓解焦慮、安神、平衡情緒、啟發靈感、開朗	心、小腸肺、大腸	上焦中焦	頂輪心輪	任督	無

		心情					
豆科							
銀合歡	苯基酯	止痙、護膚、鼓舞情緒、平衡情緒、激發勇氣	肺、大腸	中焦	心輪	任	無
靈陵香豆	香豆素	止痛、止痙、暖身、皮膚再生、疏通活化血液、調節賀爾蒙、安眠、放鬆、平衡情緒、鼓舞情緒、催情、強化活力、催乳	肺、大腸腎、膀胱	中焦下焦	心輪臍輪海底輪	任督	無
敗醬科							
甘松	倍半萜烯	殺菌、消炎、化痰、止痛、止癢、抗過敏、皮膚再生、疏通活化血液、滋養靜脈血管、調節賀爾蒙、放鬆、安撫心情愉悅、安眠、舒壓	心、小腸肺、大腸腎、膀胱	上焦中焦下焦	眉心輪心輪臍輪海底輪	任督	無
胡椒科							
黑胡椒	單萜烯	消炎、止痛、止痙、化痰、暖身、疏通活化血液、提高皮膚新陳代謝功能、鼓舞情緒、催情、強化活力、心靈重建	肺、大腸腎、膀胱	中焦下焦	心輪臍輪海底輪	任督	無
薔薇科							
玫瑰	單萜烯醇	殺菌、抑毒、消炎、止痙、提升免疫系統、促進淋巴活動、皮膚再生、傷口治療、安撫情緒、強化心臟與神經、調節	心、小腸肺、大腸腎、膀胱	中焦下焦	心輪臍輪海底輪	任督	無

		賀爾蒙、提神、平衡情緒、催情、舒壓和諧、開啟心靈					
牛尨牛兒科							
天竺葵	單萜烯醇	殺菌、抑毒、止痛、止痙、提升免疫系統、促進淋巴活動、調理皮膚與黏膜菌叢生態、治療傷口、安撫情緒、調節與強化心臟血管循環、調節血壓、調節賀爾蒙、消腫、平衡情緒、提神、和諧	肺、大腸腎、膀胱	中焦下焦	心輪臍輪海底輪	任督	無
檀香科							
檀香	倍半萜烯醇	殺菌、消炎、促進新陳代謝、促進淋巴活動、皮膚再生、通經絡、調節賀爾蒙、平衡情緒、提神、和諧、催情	心、小腸肝、膽肺、大腸腎、膀胱	上焦中焦下焦	頂輪眉心輪臍輪海底輪	任督	無
金縷梅科							
蘇合香	單萜烯	殺菌、抑毒、止痛、排水、止癢、驅蟲、安神、皮膚再生、強化活力	肺、大腸	中焦	心輪	任	無
蘭科							
香草	醛	殺菌、抑毒、止痛、止痙、消炎、安眠、平衡情緒、催情、心靈和諧	肝、膽肺、大腸腎、膀胱	中焦下焦	心輪臍輪	任	無
石蒜科							
晚香玉	醚	止痛、止痙、護膚、	肝、膽	中焦	心輪	任	無

		安撫、平衡情緒、安神、紓解焦慮、感性					
		番荔枝科					
依蘭	苯基酯	止痛、止痙、護膚、調節免疫系統、消炎、止癢、細胞再生、傷口癒合、安撫、平衡情緒、鼓舞情緒、催情	肝、膽肺、大腸腎、膀胱	中焦下焦	心輪臍輪海底輪	任督	無

第二節　中焦的經絡芳香理療實務操作手法

中焦之氣平和，手法要和；以滑為主，力道適中，中焦針對心肺以下與肚臍以上的腹部和脾、胃等器官相關經絡系統方面，操作手法如下：

（一）施作區段

1. 腹側至膝部位：足三里、委中、京門、章門、日月、期門諸穴。

2. 上背至腰部位：厥陰俞、膈俞、三焦俞、胃俞、脾俞、膽俞、肝俞、天樞諸穴。

（二）精油-以中焦精油施作

1. 腹側至膝部位：足三里、委中、京門、章門、日月、期門諸穴各滴一滴精油螺旋畫圓勻油。

2. 上背至腰部位：厥陰俞、膈俞、三焦俞、胃俞、脾俞、膽俞、肝俞、天樞諸穴各滴一精油螺旋畫圓勻油。

（三）手技（先左再右、由下向上）

1. 腹側至膝部位：穴位施作順序足三里（胃-合穴）→委中（膀胱-合穴）→京門（膽-腎臟募穴）→章門（肝-脾臟募穴；臟會；肝、膽交會穴）→日月（膽-膽募穴；脾、膽、陽維交會穴）→期門（肝-肝臟募穴；脾、肝、陰維交會穴），以拇指固定穴位上施力適中順滑。

2. 上背至腰部位：穴位施作順序厥陰俞（膀胱-心包俞穴）→膈俞（膀胱-俞穴；血會）→三焦俞（膀胱-俞穴）→胃俞（膀胱-俞穴）→脾俞（膀胱-俞穴）→膽俞（膀胱-俞穴）→肝俞（膀胱-俞穴）→天樞（胃-大腸募穴），以拇指固定穴位上施力適中順滑。

（四）力道

1. 腹側至膝部位：力道適中不輕不重。

2. 上背至腰部位：力道適中不輕不重。

（五）次數

施作次數：每一穴位十次

第九章
下焦的經絡芳香
理療實務操作

下焦包括肚臍以下的部分，內有肝、腎等器官，下焦如瀆，下焦屬臍以下，是大小便所出如決瀆，所以，關於下焦經絡芳香理療的重點在肚臍以下的部分的肝、腎等器官相關經絡系統方面，其選穴、用油與實務操作手法分節說明如後。

第一節　下焦的選穴與用油

下焦針對肚臍以下的部分的肝、腎等器官相關經絡系統方面選穴，其位置與功效如下表：

下焦經絡芳香理療選穴功效		
穴名	位置	功效
金門（膀胱-郄穴，陽維脈起點）	足外側部，外踝前緣直下，第五蹠骨粗隆後上方，及骰骨下緣凹陷處	舒筋活絡、清神開竅
懸鐘（膽-髓會）	小腿外側部，外踝尖上 3 寸，腓骨前緣凹陷處	祛風除溼、通利筋骨、降氣止逆
下巨虛（胃-小腸下合穴）	小腿前外側，外膝眼（犢鼻）下 9 寸，脛骨前緣外一橫指（中指）處，當上巨虛直下 3 寸,犢鼻與解谿的連線上	調理腸胃、疏通乳絡
上巨虛（胃-大腸下合穴）	小腿前外側，外膝眼（犢鼻）下 6 寸。脛骨前緣外一橫指（中指）處。當足三里直下 3 寸,脛骨前肌中,	利脾和胃、通腑化滯、疏經調氣、清熱利溼

	犢鼻與解谿的連線上	
委陽（膀胱-三焦下合穴）	膝彎部膕窩橫紋外側端，股二頭肌肌腱內側緣凹陷處	舒筋活絡、調理三焦、通利水道
梁丘（胃-郄穴）	大腿外側前方之股外側肌與股直肌肌腱外緣間，亦即髂前上棘與髕骨基部外側端的連線上，髕骨基部向上 2 寸處	通經活絡、理氣和胃
太白（脾-元穴）	足內側緣，足大趾本節（第 1 蹠趾關節）後下方赤白肉際凹陷處	健脾和中
京骨（膀胱-元穴）	足外側部，第 5 蹠骨粗隆遠端（前緣）之赤白肉際處	祛風清熱、清利頭目、通利腰膝
太衝（肝-元穴）	足背第 1、2 蹠骨間隙的後方，也就是蹠骨基部連接處遠側的凹陷處，'當行間後 2 寸	平肝鎮驚、瀉熱理血、清醒頭目、調理下焦、疏肝理氣
水泉（腎-郄穴）	足內側部，內踝後下方，太谿直下 1 寸，當跟骨粗隆（結節）前方凹陷處	調經通脈、疏利下焦
衝陽（胃-元穴）	足背第 2 蹠骨基部與中楔狀骨間，也就是足背動脈搏動處	和胃化溼、安寧神志
丘墟（膽-元穴）	足背，外踝尖端前側下方，伸趾長肌肌腱外側，距跟關節間凹陷處（外踝與跟骨滑車突之間）	清膽除熱、通利關節
太谿（腎-元穴）	足內側部，內踝後方，內踝尖與阿基里斯腱間凹陷處	益腎降火、通調衝任
中都（肝-郄穴）	小腿內側面，內踝尖直上 7 寸，脛骨內側面中	調理經血、調理下焦
外丘（膽-郄穴）	小腿外側面，外踝尖上 7 寸，腓骨前緣凹陷處。當陽陵泉與外踝尖連線的中點，與陽交相平	清肝解毒、疏經活絡
地機（脾-郄穴）	小腿內側與脛骨內緣後側，陰陵泉下 3 寸，當陰陵泉與內踝尖的連線上	利脾理血

精油以三焦歸經為下焦的精油為主，其主成分、功效和

三焦七脈輪，任督關係，以及副作用如下表：

芸香科							
品名	主成分	功效	五行歸經	三焦	七脈	任督	副作用
甜橙	單萜烯	殺菌、抑毒、解熱、止痙、放鬆、提神、疏通活化血液和淋巴系統、提升免疫系統	肝、膽腎、膀胱	中焦下焦	心輪腹輪	任督	無
繖形花科							
胡蘿蔔籽	倍半萜烯醇	消炎、護膚、肌膚細胞再生、強化皮膚免疫系統、提高新陳代謝、調節賀爾蒙、平衡情緒	心、小腸腎、膀胱	下焦上焦	頂輪臍輪	督	無
白松香	單萜烯	殺菌、消炎、止痙、止痛、潰瘍、消腫、消除經痛	腎、膀胱	下焦	臍輪	任	無
歐芹	單萜烯氧化物	殺菌、消炎、抑毒、通經、強化神經	腎、膀胱	下焦	臍輪	任	幼兒孕婦禁用
唇形花科							
快樂鼠尾草	酯	殺菌、止痙、放鬆、平衡情緒、調節賀爾蒙、舒壓、催情、增加活力、啟發靈感	肝、膽腎、膀胱	上焦下焦	眉心輪臍輪海底輪	任督	無
藿香	倍半萜烯	止痙、放鬆、滋養肌膚、鼓舞情緒、驅蟲、提神、平衡情緒、催情	肝、膽肺、大腸腎、膀胱	上焦下焦	眉心輪臍輪海底輪	任督	無

迷迭香	單萜烯酮	殺菌、抑毒、消炎、止痛、促進新陳代謝、疏通活化血液、提神、增強記憶力、集中注意力	肝、膽脾、胃肺、大腸	上焦下焦	眉 心輪臍輪	任督	高血壓患者慎用
百里香	單萜烯醇	殺菌、抑毒、強心、護膚、鼓舞情緒、提升免疫系統、集中注意力	肝、膽肺、大腸	上焦下焦	眉 心輪喉輪腹輪海 底輪	任督	百里酚百里香孕婦與幼兒慎用
牛膝草	氧化物	殺菌、抑毒、消炎、促進新陳代謝、疏通活化血液、集中注意力、提神	肝、膽脾、胃肺、大腸	上焦下焦	眉 心輪喉輪臍輪	任督	無
桃金孃科							
西印度月桂	丁香酚	殺菌、抑毒、消炎、止痙、止痛、促進新陳代謝、疏通活化血液、提升免疫系統、激勵、鼓舞情緒	心、小腸肝、膽脾、胃	上焦下焦	頂輪喉輪腹輪臍輪	任督	無
柏科							
絲柏	單萜烯	殺菌、消炎、止痙、止痛、驅蟲、除臭、抗過敏、收斂傷口、擴張支氣管、收縮血管、調節賀爾蒙、提神、醒腦、集中注意力	心、小腸肝、膽腎、膀胱	上焦下焦	頂輪喉輪臍輪	任督	無
樟科							
肉桂（葉皮）	肉桂醛	殺菌、疏通活化血液、止痙、止痛、驅風除濕、暖化體溫、催情	肝、膽腎、膀胱	下焦	臍輪海 底輪	任督	刺激皮膚黏膜

花梨木	單萜烯醇	殺菌、抑毒、消炎、強心、提升免疫系統、護膚、提神、放鬆、平衡情緒	肝、膽肺、大腸腎、膀胱	中焦下焦	心輪海底輪	任督	無
菊科							
洋甘菊	倍半萜烯	殺菌、消炎、止痙、止痛、放鬆、安撫情緒、舒壓、解鬱、提神、助眠	心、小腸脾、胃肺、大腸	上焦下焦	眉心輪喉輪臍輪	任督	無
橄欖科							
欖香脂	單萜烯	殺菌、抑毒、消炎、促進上皮細胞形成、集中注意力、肌膚再生、傷口癒合、集中注意力、鼓舞情緒、強化心靈	腎、膀胱	下焦	海底輪	任督	無
乳香	單萜烯	殺菌、抑毒、消炎、止痛、提升免疫系統、疏通活化血液、調節賀爾蒙、肌膚再生、傷口癒合、放鬆、啟發靈感、舒壓、解鬱、	心、小腸腎、膀胱	上焦下焦	頂輪海底輪	任督	無
沒藥	倍半萜烯氧化物	殺菌、抑毒、消炎、調節賀爾蒙、細胞再生、傷口癒合、止血、安神、啟發靈感、治療心靈創傷	心、小腸腎、膀胱	上焦下焦	頂輪臍輪海底輪	任督	無
禾本科							
玫瑰草	單萜烯醇	殺菌、抑毒、保護心血管循環系統、平衡免疫系統、滋養神經系統、護膚肌膚再生、舒壓、	腎、膀胱	下焦	臍輪	任	無

		安撫情緒、強化活力					
岩蘭草	倍半萜烯	殺菌、消炎、滋養靜脈血管、提升免疫系統、止癢、化痰、護膚肌膚再生、調節賀爾蒙、安神、鼓舞情緒、心靈重建	腎、膀胱	下焦	臍輪海底輪	任督	無
木蘭科							
黃玉蘭	苯基酯	殺菌、止痙、止痛、放鬆、提升免疫系統、促進乳汁分泌、心靈和諧、抗沮喪、刺激感官、催情	心、小腸腎、膀胱	上焦下焦	頂輪海底輪	任督	無
半日花科							
岩玫瑰	單萜烯	殺菌、消炎、止痙、提升免疫系統、止血、驅蟲、疏通活化血液、護膚肌膚再生、鼓舞情緒、提神、平衡情緒	腎、膀胱	下焦	海底輪	任督	無
夾竹桃科							
緬梔	苯基酯	殺菌、消炎、抑毒、解熱、降血壓、驅風除濕、放鬆、平衡情緒、啟發靈感、挑逗催情	心、小腸腎、膀胱	上焦下焦	頂輪臍輪海底輪	任督	無
蝶形花科							
鷹爪豆	苯基酯	強心、利尿、止血、麻醉、收縮血管、驅風除濕、放鬆、護膚、高度鼓舞情緒、挑逗催情	心、小腸腎、膀胱	上焦中焦下焦	頂輪心輪臍輪海底輪	任督	無

薑科							
薑	倍半萜烯	殺菌、抑毒、排痰、滋養神經系統、安神、放鬆、護膚、鼓舞情緒、催情、強化活力	腎、膀胱	下焦	臍輪海底輪	任督	無
鳶尾科							
鳶尾草	倍半萜烯酮	化痰、止咳、皮膚再生、肌膚保養、消除疤痕、驅蟲、抗黏膜組織發炎、傷口癒合、催情、平衡情緒、安撫心情愉悅	肺、大腸腎、膀胱	中焦下焦	心輪臍輪海底輪	任督	無
木樨科							
茉莉	苯基酯	止痙、止癢、促進血液循環、幫助消化、止咳、化痰、皮膚再生、調節賀爾蒙、鼓舞情緒、心靈和諧、催情、紓解焦慮	心、小腸腎、膀胱	上焦下焦	頂輪臍輪海底輪	任督	無
豆科							
靈陵香豆	香豆素	止痛、止痙、暖身、皮膚再生、疏通活化血液、調節賀爾蒙、安眠、放鬆、平衡情緒、鼓舞情緒、催情、強化活力、催乳	肺、大腸腎、膀胱	中焦下焦	心輪臍輪海底輪	任督	無
敗醬科							
甘松	倍半萜烯	殺菌、消炎、化痰、止痛、止癢、抗過敏、皮膚再生、疏通活化血液、滋養靜	心、小腸肺、大腸腎、膀胱	上焦中焦下焦	眉心輪心輪臍輪	任督	無

		脈血管、調節賀爾蒙、放鬆、安撫心情愉悅、安眠、舒壓			海底輪		
胡椒科							
黑胡椒	單萜烯	消炎、止痛、止痙、化痰、暖身、疏通活化血液、提高皮膚新陳代謝功能、鼓舞情緒、催情、強化活力、心靈重建	肺、大腸腎、膀胱	中焦下焦	心輪臍輪海底輪	任督	無
杜鵑花科							
白珠樹	苯基酯	消炎、止痛、止痙、放鬆、催情	心、小腸腎、膀胱	上焦下焦	頂輪臍輪海底輪	任督	無
薔薇科							
玫瑰	單萜烯醇	殺菌、抑毒、消炎、止痙、提升免疫系統、促進淋巴活動、皮膚再生、傷口治療、安撫情緒、強化心臟與神經、調節賀爾蒙、提神、平衡情緒、催情、舒壓和諧、開啟心靈	心、小腸肺、大腸腎、膀胱	中焦下焦	心輪臍輪海底輪	任督	無
牛尨牛兒科							
天竺葵	單萜烯醇	殺菌、抑毒、止痛、止痙、提升免疫系統、促進淋巴活動、調理皮膚與黏膜菌叢生態、治療傷口、安撫情緒、調節與強化心臟血管循環、調節血壓、調節	肺、大腸腎、膀胱	中焦下焦	心輪臍輪海底輪	任督	無

		賀爾蒙、消腫、平衡情緒、提神、和諧					
檀香科							
檀香	倍半萜烯醇	殺菌、消炎、促進新陳代謝、促進淋巴活動、皮膚再生、通經絡、調節賀爾蒙、平衡情緒、提神、和諧、催情	心、小腸 肝、膽 肺、大腸 腎、膀胱	上焦 中焦 下焦	頂輪 眉心輪 臍輪 海底輪	任督	無
蘭科							
香草	醛	殺菌、抑毒、止痛、止痙、消炎、安眠、平衡情緒、催情、心靈和諧	肝、膽 肺、大腸 腎、膀胱	中焦 下焦	心輪 臍輪	任	無
番荔枝科							
依蘭	苯基酯	止痛、止痙、護膚、調節免疫系統、消炎、止癢、細胞再生、傷口癒合、安撫、平衡情緒、鼓舞情緒、催情	肝、膽 肺、大腸 腎、膀胱	中焦 下焦	心輪 臍輪 海底輪	任督	無

第二節　下焦的經絡芳香理療實務操作手法

　　下焦之氣沉重，手法要深；以按為主，力道帶勁。下焦針對肚臍以下的部分的肝、腎等器官相關經絡系統方面，操作手法如下：

（一）施作區段

1. 膝下至小腿外側部位：金門、懸鐘、下巨虛、上巨虛、委陽、梁丘諸穴。

2. 小腿內外側至足部位：太白、京骨、太衝、水泉、衝陽、丘墟、太谿、中都、外丘、地機諸穴。

（二）精油-以下焦精油施作

1. 膝下至小腿外側部位：金門、懸鐘、下巨虛、上巨虛、委陽、梁丘諸穴各滴一滴精油螺旋畫圓勻油。

2. 小腿內外側至足部位：太白、京骨、太衝、水泉、衝陽、丘墟、太谿、中都、外丘、地機諸穴各滴一精油螺旋畫圓勻油。

（三）手技（先左再右、由下向上）

1. 膝下至小腿外側部位： 穴位施作順序金門（膀胱-郄穴，陽維脈起點）→懸鐘（膽-髓會）→下巨虛（胃-小

腸下合穴）→上巨虛（胃-大腸下合穴）→委陽（膀胱-三焦下合穴）→梁丘（胃-郄穴），以拇指固定穴位上下壓重按。

2. 小腿內外側至足部位：穴位施作順序太白（脾-元穴）→京骨（膀胱-元穴）→太衝（肝-元穴）→水泉（腎-郄穴）→衝陽（胃-元穴）→丘墟（膽-元穴）→太谿（腎-元穴）→中都（肝-郄穴）→外丘（膽-郄穴）→地機（脾-郄穴），以拇指固定穴位上下壓重按。

（四）力道

1. 膝下至小腿外側部位：以食指錐指，力道深沉有力。

2. 小腿內外側至足部位：以食指錐指，力道深沉有力。

（五）次數

施作次數：每一穴位十次

第十章
結　論

中級經絡芳香理療實務操作，是建構在被傳統醫學吸收成為醫理的基礎，屬於中國古代一種自然哲的學五行學說，以及本是傳統醫學六腑之一的三焦腑，和在十二經脈中與三焦相關的手少陽三焦經之上，依據的學理是與二者相關的藏象、病機與辯證學說，換句話說，中級經絡芳香理療實務操作的學理基礎，正是傳統醫學與五行學說相關的藏象學，以及與病機、辯證學說和十二經脈中手少陽三焦經相關的三焦。

傳統醫學與五行學說相關的藏象學，包括五臟與其對應的五腑共計五組臟腑：即心與小腸；肝與膽；脾與胃；肺與大腸；腎與膀胱。心與小腸經絡芳香理療的重點在大腦精神意識方面；肝與膽經絡芳香理療的重點在精神與神經方面；脾與胃經絡芳香理療的重點在新陳代謝器官的腎、膀胱、胃、肝、脾方面；肺與大腸經絡芳香理療的重點在呼吸循環系統以及皮膚毛髮方面；腎與膀胱經絡芳香理療的重點則在泌尿生殖系統方面。

三焦相關的經絡芳香理療，包括病機、辯證學說和十二經脈中手少陽三焦經相關的三焦學理，實務上共計三組：即上焦、中焦與下焦。上焦經絡芳香理療的重點在頭、胸、心與肺等器官相關經絡系統方面；中焦經絡芳香理療的重點在心肺以下與肚臍以上的腹部和脾、胃等器官相關經絡系統方面；下焦經絡芳香理療的重點則在肚臍以下的部分的肝、腎等器官相關經絡系統方面。

　　五行的經絡芳香理療以藏象學中五臟五腑的臟腑器官組織為對象，重點一方面在促進並疏通臟腑本身內在功能的發揮，另一方面則在修復臟腑產生的缺損；三焦的經絡芳香理療以上焦、中焦與下焦等部位器官相關經絡系統方面為對象，重點一方面在促進並疏通

　　器官相關經絡系統的連結資訊，另一方面則在修復器官相關經絡系統的交流資訊障礙，五行的經絡芳香理療重在臟腑器官組織功能，

　　三焦的經絡芳香理療重在器官相關經絡系統的連結與

交流，各自經絡芳香理療側重點不同，就身體的健康而言，均不可偏廢。

國家圖書館出版品預行編目資料

中級經絡芳香理療實務操作手冊 / 胡仲權 著

　　臺中市：天空數位圖書　2020.07

　　面：公分

　　ISBN：978-957-9119-82-5（平裝）

　　1. 芳香療法　2. 經絡療法　3. 香精油

418.995　　　　　　　　　　　　　109010654

發 行 人：蔡秀美
出 版 者：天空數位圖書有限公司
著 作 人：胡仲權
書　　　名：中級經絡芳香理療實務操作手冊
版面編輯：採編組
美工設計：設計組
出版日期：2020 年 07 月（初版）
銀行名稱：合作金庫銀行南台中分行
銀行帳戶：天空數位圖書有限公司
銀行帳號：006-1070717811498
郵政帳戶：天空數位圖書有限公司
劃撥帳號：22670142
定　　　價：新台幣 270 元整
電子書發明專利第　Ｉ　306564　號

Family Sky

紙本書編輯印刷：
電子書編輯製作：
天空數位圖書公司 E-mail：familysky@familysky.com.tw　http://www.familysky.com.tw/
地址：台中市忠明南路787號30樓　Tel:04-22623893　Fax:04-22623863